老年护理教学：
标准化患者的应用

谢晓雨 著

西南交通大学出版社
·成 都·

图书在版编目（CIP）数据

老年护理教学：标准化患者的应用 / 谢晓雨著.
成都：西南交通大学出版社，2025. 3. -- ISBN 978-7
-5774-0363-2

Ⅰ. R473.59

中国国家版本馆 CIP 数据核字第 2025C4K849 号

Laonian Huli Jiaoxue： Biaozhunhua Huanzhe de Yingyong
老年护理教学：标准化患者的应用
谢晓雨 著

策划编辑	黄淑文
责任编辑	黄淑文
助理编辑	王攀月
责任校对	张地木
封面设计	原谋书装
出版发行	西南交通大学出版社 （四川省成都市金牛区二环路北一段 111 号 西南交通大学创新大厦 21 楼）
营销部电话	028-87600564　028-87600533
邮政编码	610031
网　　址	https://www.xnjdcbs.com
印　　刷	四川森林印务有限责任公司
成品尺寸	170 mm×230mm
印　　张	14.5
字　　数	223 千
版　　次	2025 年 3 月第 1 版
印　　次	2025 年 3 月第 1 次
书　　号	ISBN 978-7-5774-0363-2
定　　价	68.00 元

图书如有印装质量问题　本社负责退换
版权所有　盗版必究　举报电话：028-87600562

PREFACE 前 言

随着我国人口老龄化趋势的加剧，老年护理已成为我国医疗卫生事业的重要组成部分。老年护理不仅要求护理人员具备专业的护理知识和技能，还要求他们能够针对老年人的生理、心理特点，提供个性化、全方位的护理服务。在这样的背景下，老年护理教学显得尤为重要。

本书旨在为广大护理教育工作者、临床护理人员及老年护理方向学生提供一套系统、实用的教学方法和手段。本书以标准化患者的应用为核心，深入探讨了老年护理教学的理论与实践。

在此感谢我国老年护理领域的专家、学者和一线护理工作者，正是他们的辛勤付出和无私奉献，为本书的编写提供了丰富的实践经验和理论依据。同时，也要感谢标准化患者在我国老年护理教学中的应用，它为提高护理教学质量、培养高素质护理人才发挥了重要作用。

本书特点如下：

一是理论与实践相结合。本书不仅介绍了老年护理的基本理论，还详细阐述了标准化患者在老年护理教学中的应用方法，具有很强的实用性和可操作性。

二是内容丰富。本书涵盖了老年护理教学的目标、内容、方法、评价等多个方面，为读者提供了一个较为全面的老年护理教学体系。

三是案例分析。书中提供了大量真实、典型的老年护理教学案例，有助于读者更好地理解和掌握标准化患者的应用技巧。

四是强调人文关怀。本书强调在老年护理教学中注重人文关怀，培养护理人员的同理心和沟通能力，以提高老年护理服务质量。

希望本书能为我国老年护理教育事业的发展尽一份绵薄之力，为广大护理工作者提供有益的参考。由于作者水平有限，书中难免存在不足之处，敬请广大读者批评指正。在此，衷心祝愿我国老年护理事业蒸蒸日上，为广大老年人带来更加优质的护理服务！

作者

2025 年 1 月

CONTENTS 目 录

第一章 老年护理的社会背景 ……………………………………001
第一节 人口老龄化 ……………………………………001
第二节 老年护理学的形成和发展 ……………………………007
第三节 老年护理学的目标及范畴 ……………………………012
第四节 各国老年护理的特点 ……………………………021

第二章 标准化患者的发展历史及其在老年护理教学中的常用道具 ……030
第一节 标准化患者的发展历史 ……………………………030
第二节 标准化患者在老年护理教学中的常用道具 ……………033

第三章 标准化患者在老年护理教学中的应用模块 ……………044
第一节 沟通 ……………………………044
第二节 老年人的健康评估 ……………………………053
第三节 日常生活护理 ……………………………090
第四节 常见疾病护理 ……………………………103
第五节 安全护理 ……………………………146

第四章
标准化患者的培养过程、存在问题及教学优势 ·················· 165

 第一节 标准化患者的培养过程·················· 165

 第二节 标准化患者在培养过程中存在的问题·················· 170

 第三节 标准化患者在老年护理教学中的优势·················· 176

附录

 老年护理学相关量表·················· 186

参考文献·················· 224

第一章 老年护理的社会背景

第一节 人口老龄化

一、人口老龄化定义及划分

人口老龄化（aging of population）简称人口老化，是人口年龄结构的老化，指在一个国家或地区中，老年人口的比例不断增加的现象。这通常伴随着生育率下降和人均预期寿命延长。当老年人口数量占总人口数量的比例达到一定程度时，我们就认为这个国家或者地区已经进入了老龄化社会。一般情况来说，当一个国家或者地区的老年人口比例达到或超过 7% 时，就视为进入了老龄化社会。随着这一比例的继续上升，老龄化程度会进一步加深，对社会经济结构和政策制定产生重要影响。

世界卫生组织（WHO）对年龄及老龄化社会的划分有两个标准。

发达国家的标准：当 65 岁以上人口数量（≥65 岁人群定义为老年人）占总人口比例的 7% 以上时，就可以定义为老龄化社会（老龄化国家或地区）。

发展中国家的标准：当 60 岁以上人口数量（≥60 岁人群定义为老年人）占总人口比例的 10% 以上时，就可以定义为老龄化社会（老龄化国家或地区）。

二、人口老龄化的现状和趋势

（一）世界人口老龄化的趋势

全球人口老龄化的趋势是一个日益显著的现象，标志着人类平均寿命延长，体现了生命科学与社会经济的不断进步和发展，它正影响着世界各国的人口结构和社会经济发展。

1. 全球范围内的增长趋势

2021年全球65岁及以上人口为7.61亿，到2050年这一数字将增加到16亿。80岁及以上的人口增长速度更快。由于健康和医疗的改善、受教育机会增加及生育率降低，人们的寿命正在延长。从全球来看，2021年出生的婴儿有望平均活到71岁，而女性比男性长寿。与1950年出生的婴儿相比，寿命增长了近25年。北非、西亚和撒哈拉以南非洲有望在未来30年经历最快的老年人数量增长。目前，欧洲和北美洲加起来，拥有最高比例的老年人口[①]。根据联合国发布的《2024年世界人口展望》报告，全球65岁及以上人口的数量预计将在21世纪70年代末达到22亿，超过18岁以下人口的数量。到2024年中期，全球人口已达到近82亿，预计在未来60年内将增加20亿，达到约103亿的峰值，随后逐渐下降。

2. 不平等的老龄化

全球预期寿命的提升体现了人们整体健康状况的改善。在当前老龄化的社会中，不平等的现象异常显著，因为并非所有人都能平等地从健康与教育的进步所带来的改善中获益。虽然有许多老年人依然保持着良好的身体状况，或依然"积极参与经济活动"，但也有一部分老年人遭受疾病的困扰或生活在贫困之中。在经济发达地区，退休金和其他社会福利体系为老年人提供了超过三分之二的消费。而在经济欠发达地区，老年人往往需要经历更长时间的工作，并且更多地依赖于个人的积蓄或家庭成员的帮助。

3. 针对人口老龄化，不同国家的不同应对策略

面对人口老龄化的挑战，不同国家采取了各自的应对措施。

（1）中国：发展银发经济。中国国务院办公厅2024年初印发《国务院办公厅关于发展银发经济增进老年人福祉的意见》，这是中国出台的首个支持银发经济发展的专门文件。《2022年度国家老龄事业发展公报》显示，中国积极推进老年用品产业发展，智慧健康养老产业持续发展，并

---

① 徐胥. 为全球老龄化人口提供支持[N]. 经济日报，2023-01-14(4).

加快推进康复辅助器具产业发展。据相关测算，截至2024年，中国银发经济规模在7万亿元左右，到2035年有望达到30万亿元左右。

（2）日本：发展护理机器人产业。日本享有全球最高约84岁的人均寿命，同时也拥有世界最高的老年人口比例。日本政府重视护理机器人产业的发展，为其制定安全标准，增加相关研发投资与补贴，以实现批量生产。老年人即使运动能力降低，也能借助机器人活动身，参与社会生活。

（3）新加坡：以房养老。新加坡是全球老龄化速度最快的国家之一。预计到2030年，约四分之一的新加坡人口年龄将在65岁及以上。为解决老年人的住房需求，新加坡政府推出了屋契回购计划。该计划允许65岁以上的屋主根据年龄选择，将部分组屋屋契卖回给政府，从而在保持住房的同时获得额外的收入来养老。

（4）美国：发挥老年中心作用。美国人口普查结果显示，到2030年，超过65岁的人口数量将增长至超过7000万人。据美国"福布斯"网站报道，老年中心（Senior Center）在美国应对老龄化方面发挥着关键作用，为老年人结交新朋友、培养身心健康以及规划未来提供机会，提升幸福感。

（5）哥斯达黎加：培养专业人才。哥斯达黎加人口老龄化正在加速。作为旅游胜地，哥斯达黎加养老产业发达，每年有不少其他国家退休人士来此度假或养老。为满足对老年人护理人才的需求，哥斯达黎加多所大学推出计划，加大老年人护理专业人才培养力度。如推出老年人护理等课程，旨在提高学生对老年人护理行业的认知和了解，吸引行业人才。

（二）中国人口老龄化的趋势及特点

《中国人口老龄化发展趋势预测研究报告》指出：中国的人口老龄化可分为三个阶段：从2001年到2020年是快速老龄化阶段，此期老年人口最终将达到2.48亿；从2021年到2050年进入加速老龄化阶段，此期老年人最终将超过4亿；从2051年到2100年是稳定的重度老龄化阶段，老年人口规模将稳定在3亿~4亿。也就是说，中国的人口老龄化现象将贯穿整个21世纪，其中2030年至2050年将面临最为严重的挑战。不仅如此，随着重度人口老龄化和高龄化问题的日益凸显，中国将承受人口老龄化和人口总量过剩的双重挑战。

1. 老年人口数量增加，规模大

中国老年人口数量庞大，是世界上老年人口最多的国家。国家统计局数据显示，截至2022年末，全国60周岁及以上老年人口28 004万人，占总人口的19.8%（见图1.1）；全国65周岁及以上老年人口20 978万人，占总人口的14.9%（见图1.2）。

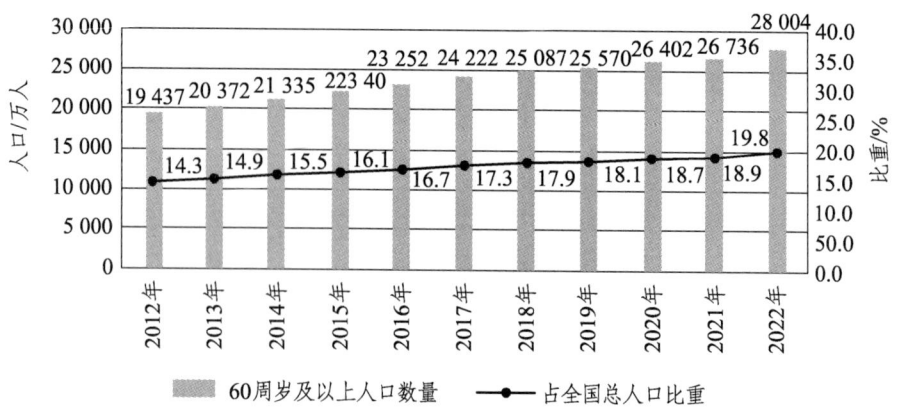

图1.1　2012年-2022年全国60周岁及以上老年人口数量占全国总人口比重

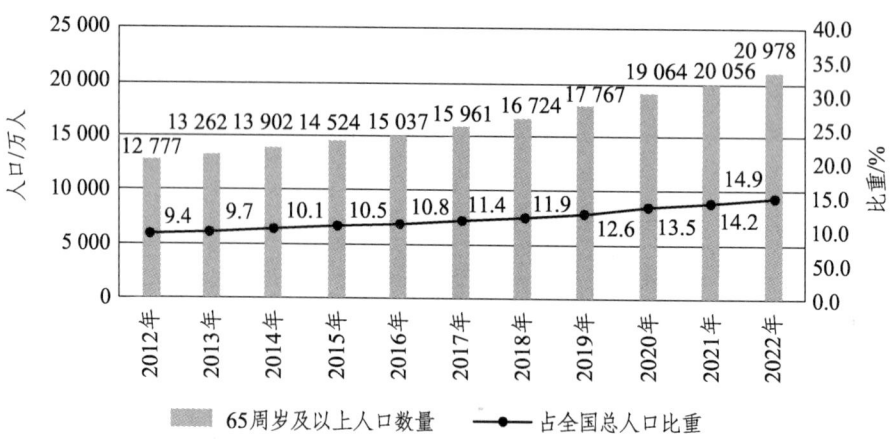

图1.2　2012-2022年全国65周岁及以上老年人口数量占全国总人口比重

2. 老龄化速度加快

与许多其他国家相比，中国进入老龄化社会的速度较快。2022年9月

20日国家卫生健康委员会召开新闻发布会,会上介绍预计到2035年左右,60岁及以上的老年人口将突破4亿,占总人口的比重将超过30%,届时中国将进入重度老龄化阶段。

3. 未富先老

所谓"未富先老",是指在中国经济尚未达到发达国家水平,人民生活水平普遍未达到富裕程度时,人口结构就已经开始呈现出老龄化的趋势。这对社会保障体系和经济发展构成了挑战。

4. 高龄化趋势明显

预计到2050年左右,80岁及以上的高龄老人占比将超过10%。

5. 城乡和地区差异

老龄化在城乡之间、不同地区之间存在显著差异,农村地区的老龄化问题更为严重。在老龄化程度上,农村地区的老龄化程度普遍高于城市。由于年轻劳动力向城市迁移,农村地区留下的多为老年人口,导致农村的老龄化问题更为严重。在养老资源上,城市地区通常拥有更丰富的养老资源和更完善的养老服务体系,如医疗设施、养老院和社区服务等,而农村地区在这些方面的资源相对匮乏。在经济条件上,城市老年人的经济条件普遍优于农村老年人,城市老年人更有可能拥有稳定的退休金和更好的医疗保障。在地区差异上,中国东部沿海地区由于经济发展水平较高,吸引了大量中西部地区的年轻劳动力,因此老龄化程度相对较低。而中西部地区由于劳动力外流,劳动力从农村向城市、从中西部向东部地区的流动,加剧了流出地的老龄化程度,老龄化问题更为突出。

总的来说,中国老龄化的城乡和地区差异是一个复杂的社会现象,它反映了经济发展、人口流动、社会保障等多方面因素的综合影响。

三、针对中国老龄化现状,开展老年护理的意义

针对中国老龄化现象,开展老年护理具有极其重要的意义,具体体现在以下几个方面。

（一）保障老年人生活质量

1. 健康维护

老年护理能帮助老年人有效管理慢性疾病，预防和治疗老年常见病，从而维持较好的身体状态。

2. 生活照料

专业的老年护理可以满足老年人在日常生活方面的需求，如饮食、个人卫生、行动等，提高其生活质量。

（二）社会和经济影响

1. 减轻家庭负担

随着家庭结构的变化，传统的家庭养老模式受到挑战。专业老年护理服务可以减轻子女的养老负担，使其能够更好地平衡工作与家庭。

2. 促进就业

老年护理行业的发展可创造大量就业机会，特别是在护理、医疗、健康咨询等领域。

3. 社会和谐与稳定

随着老年人口的增加，对养老服务的需求日益增长。老年护理是应对人口老龄化挑战的关键措施之一，提供充足的老年护理服务有助于满足养老需求，同时缓解因老龄化带来的社会问题，促进社会和谐。

4. 推动健康老龄化

通过老年护理，可以推广健康生活方式，提高老年人的健康素养，进行健康管理，推动健康老龄化。另外，老年护理不仅关注老年人的身体健康，还包括心理健康。通过心理咨询、社交活动等，帮助老年人保持积极的心态。

5. 落实政策与实践

中国政府对老年护理给予高度重视，出台了一系列政策支持老年护理服务业的发展，鼓励社会力量参与老年护理服务，推动公共和私营部门合作，共同构建多元化的老年护理服务体系。

总之，开展老年护理是应对中国老龄化现象的重要手段，它不仅关系到老年人的福祉，也影响着整个社会的健康发展。

第二节　老年护理学的形成和发展

老年护理学是一门专注于老年人健康和福祉的学科，它结合了护理学、生物学、心理学、社会学、公共卫生等多个领域的知识，旨在通过专业的护理教育、研究和实践来满足老年人的特殊需求。它是护理学的一个分支，专注于老年人的健康和福祉。以下是老年护理学的形成和发展历程。

一、老年护理学的形成阶段

（一）早期认识

老年护理学的概念最早可以追溯到19世纪末至20世纪初，随着平均寿命的延长和老年人口比例的增加，社会开始关注老年人的特殊健康需求。

19世纪末至20世纪初，老年护理学的概念开始初步形成。在这一时期，人们开始意识到老年人群的特殊健康需求，尤其是在疾病治疗和日常照料方面，与中青年人有着较大的差别。而在其护理上，老年护理很大程度上依赖于慈善机构、教会和私人慈善家的支持。这些机构提供了最早的老年护理服务，如养老院和救济院等。并且，老年护理主要以家庭护理为主，家庭成员通常是主要的护理提供者。这一时期，护理教育开始发展，一些早期的护理学校开始教授有关老年护理的基本知识。但当时的老年护理主要集中在贫困和无家可归的老年人身上，这些群体往往是最需要帮助的。医学的不断发展使得人们开始更深入地理解老年人身体和心理上的变化，但这些认识还相对粗浅，不是我们今天所理解的全面、专业的老年护理。尽管老年护理的概念已经开始出现，但护理实践缺乏专业化和标准化，护理方法主要基于经验而非科学。19 世纪末的社会改革运动，如改善工人条件和妇女权益，也间接推动了老年护理的发展。一些国家开始制定相关的政策和法律，以改善老年人的福祉，如退休金制度和老年人福利计划。

总的来说，19 世纪末至 20 世纪初的老年护理学概念是初步的，主要集中在提供基本的生存保障和简单的医疗照顾。随着时间的推移，这些早期的概念和实践为现代老年护理学的发展奠定了基础。

（二）专业分化

第二次世界大战后，护理专业经历了显著的发展，护理教育更加系统和专业化，护理专业的成熟为老年护理专业的分化提供了基础。随着人均寿命的增加和生育率的下降，老年人口比例持续上升，社会对老年护理的需求愈发强烈。

20 世纪中叶，随着护理学科的不断发展，护理专业开始分化出专门的领域，其中包括老年护理。老年护理专业的分化标志着这一领域从一般的护理实践中独立出来，成为一个专门的研究和实践领域。这一分化不仅反映了社会对老年护理需求的增长，也体现了护理学科自身发展的必然趋势。

老年护理学的形成受到了生物学、心理学、社会学等多学科理论的影响，逐渐形成了自己的理论体系。

二、老年护理学的发展阶段

（一）20 世纪中后期

20 世纪 50 年代和 60 年代，一些护理学院开始开设专门针对老年护理的课程，培养专业的老年护理人才，兴起了老年护理教育。越来越多的研究开始关注老年人的健康问题、护理需求和护理效果，为老年护理实践提供了科学依据。

在教育课程上，20 世纪 60 年代，美国等发达国家开始在护理学院开设老年护理相关的课程。

在专业组织上，1966年，美国护士协会（American Nurses Association，ANA）成立了老年护理部门（Division of Geriatric Nursing），这可以被视为老年护理专业组织化的重要里程碑。20世纪70年代，美国老年护理学会（American Gerontological Nursing Association）成立，推动了老年护理专业的发展（美国老年护理学会的确立时间并不像一些其他专业组织那样有着明确记载）。

（二）20世纪80年代至90年代

20世纪80年代至90年代，老年护理领域经历了显著的发展和变革。

1. 专业化和标准化

老年护理专业进一步专业化，护理实践和教育的标准化得到加强。护理学校和大学开始提供更多关于老年护理的专业课程和学位项目。

2. 研究与实践

老年护理学的研究和实践得到加强，研究重点包括老年人常见疾病的治疗和预防、生活质量改善、心理健康以及护理效果评估，并开始强调跨学科合作，包括医生、护士、营养师、心理学家、社会工作者等多学科团队共同为老年人提供综合性的护理。除了传统的机构护理外，居家和社区护理模式得到推广，以支持老年人能够在熟悉的家庭环境中生活。

3. 政策制定

许多国家开始制定和实施针对老年护理的政策和立法，支持老年护理服务的发展和老年护理专业的建设，以应对日益增长的老年人口和他们的健康需求。例如，美国通过了老年人护理相关法案，如1987年的老年人护理法案。

同时，老年护理的重点从单纯的疾病治疗转向健康促进和疾病预防，强调生活方式的改变和健康行为的维持，国际老年护理组织和会议促进了护理专业知识和经验的国际交流和合作。老年护理护士的角色从传统的护理提供者扩展到健康顾问、病例管理者、研究者等多重角色。

总的来说，20世纪80年代至90年代是老年护理领域的关键发展时期，这一时期的变革为后续老年护理的进一步发展奠定了坚实的基础。

（三）21世纪初至今

首先，随着全球老龄化的加剧，老年护理学成为国际关注的焦点，各国纷纷发展自己的老年护理服务和教育体系。其次，老年护理学逐渐从单一的疾病护理转向全面的、以人为中心的综合护理模式。最后，现代技术的应用，如远程医疗、智能家居等，为老年护理提供了新的工具和方法。

三、老年护理的当前趋势

（一）跨学科合作

老年护理学正越来越多地与其他学科如公共卫生、社会学、心理学等进行跨学科合作，通过综合运用不同领域的专业知识和技能，为老年人提供全面、连续和个性化的护理服务，以促进老年人的健康和福祉。这种合作模式有助于提高护理质量和效率，同时也为护理专业人员提供了学习和成长的机会。如：老年护理护士与医生、临床医生、药剂师等医疗专业人员合作，共同制定和执行治疗计划，确保老年人的医疗需求得到满足；与心理学家、社会工作者合作，关注老年人的心理健康和社会福祉，提供心理咨询和社会支持；与营养师、运动科学家合作，关注老年人的饮食和身体活动，以促进健康和预防疾病；与物理治疗师、职业治疗师等康复医学专业人员合作，帮助老年人恢复或提高其身体功能和自理能力；与信息技术专家合作，利用电子健康记录、远程监测和智能家居等技术，提高护理效率和老年人的生活质量；与护理管理人员合作，制定和实施护理政策和流程，确保护理质量和安全；与家庭和社区服务人员合作，提供家庭护理和社区支持，帮助老年人维持独立生活和社交活动；与政策制定者和研究者合作，参与制定老年护理政策和研究，推动护理实践的发展和创新。

（二）政策推动

老年护理政策的推动需要政府、国际组织、非政府组织、私营部门和公众的共同努力，通过综合性的策略和措施，为老年人提供更好的护理服务，确保他们能够享有健康、有尊严的晚年生活。

政府在老年护理领域的投入增加，通过立法和政策支持为老年护理服务提供资金支持、服务标准和质量保证，来提升老年护理服务的质量和可及性。制定长期护理保险计划，如美国的医疗补助（Medicaid）和医疗保险（Medicare），为低收入人群和老年人提供医疗和护理服务。

国际组织如世界卫生组织（WHO）和联合国（UN）制定全球性的老龄化策略和政策指导。通过国际协议和会议，如联合国关于老龄问题的全球行动计划，推动全球老年护理的发展。

非政府组织和私营部门通过研究和倡导，推动政府对老年护理的重视和投资。私营企业提供创新的老年护理产品和服务，如辅助生活设施、居家护理技术等。

通过公共宣传和教育活动，提高社会对老年护理重要性的认识。鼓励家庭成员和社会各界参与和支持老年护理工作，形成全社会共同关心老年人的氛围，打造共建共治共享的老年友好型社会。

（三）教育提升

随着全球人口老龄化的加剧，老年护理教育的重要性日益凸显。老年护理教育提升旨在培养具备全面老年护理知识和技能的护理专业人才，以满足日益增长的老年护理需求。

在课程设置上，护理学院和大学通过增加老年护理相关的课程，使护理专业学生能够系统地学习老年生理学、心理学、社会学以及老年病学和护理学等知识。课程内容涵盖老年人常见疾病的护理、功能衰退的应对、心理健康的维护、家庭和社会支持系统的作用等。

在师资培训上，对老年护理教育工作者进行专业培训，确保他们具备最新的老年护理知识和教学技能，并引入跨学科教师，如医生、心理学家、社会工作者等，以丰富教学内容和提供多元化的视角。

在国际合作交流上，与国际老年护理教育机构合作，引进先进的教学方法和实践经验，组织国际会议和研讨会，促进老年护理教育领域的国际交流和合作。

在学习与教育上，为在职的护理人员提供继续教育和培训机会，以更新他们的老年护理知识和技能，鼓励终身学习，通过在线课程、研讨会和工作坊等形式，不断提升专业能力。

第三节　老年护理学的目标及范畴

老年护理学是一门专注于老年人健康问题的学科，它是护理学的一个重要分支。这门学科涉及对老年人的身心健康进行综合研究，涵盖了对老年人的健康和功能状态评估，制定护理计划，并提供有效的护理和其他卫生保健服务。

一、老年护理的目标

（一）维护和促进健康

通过定期的健康检查、疾病预防措施和健康生活方式的指导，维持老年人的最佳健康状况。具体措施如下：

1. 定期健康检查

为老年人提供定期的身体检查，包括血压、血糖、血脂、心电图、视力、听力等基本生命体征和功能的检测。这些检查有助于早期发现疾病，及时进行治疗。定期的体检还能够监测老年人的健康状况变化，为调整护理计划提供依据。

2. 疾病预防措施

针对流感、肺炎等老年人常见疾病，定期进行疫苗接种，提高免疫力，预防疾病发生。

3. 健康教育

开展健康知识讲座,教育老年人如何识别疾病早期信号,提高自我保健意识。

4. 健康生活方式的指导

其一,在饮食方面,根据老年人的身体状况和营养需求,提供个性化的膳食建议,确保营养均衡,指导老年人选择低脂、低糖、高纤维的食物,适量摄入蛋白质,保持良好的饮食习惯。

其二,在生活方面,鼓励老年人根据自身情况,选择合适的运动方式,如散步、打太极拳、练瑜伽等,以增强体质,预防肌肉萎缩和骨质疏松,帮助老年人戒烟限酒,减少因吸烟和饮酒带来的健康风险。指导老年人养成规律的作息习惯,保证充足的睡眠,提高生活质量。

其三,在心理调适方面,教授老年人应对压力的方法,保持乐观的心态,预防心理疾病的发生。

(二)疾病管理

对老年人常见的慢性疾病进行有效的管理,控制病情,减少并发症,提高生活质量。具体措施如下:

1. 识别与诊断

通过定期的健康检查和病史询问,识别老年人可能存在的慢性疾病,如高血压、糖尿病、冠心病、慢性阻塞性肺疾病(COPD)、关节炎等。一旦确诊,便可以根据疾病的类型和严重程度制定个性化的管理计划。

2. 制定管理计划

根据医生的处方,为老年人提供合适的药物治疗,并密切监测药物疗效和副作用。指导老年人调整生活习惯,如改善饮食、增加适度运动、减少盐糖摄入等,以辅助药物治疗,控制病情。

3. 病情监测

定期随访:通过定期的随访,监测老年人的病情变化,及时调整治疗方案。同时教育老年人进行自我管理和自我监测，如血压、血糖的自我测量，以及如何识别病情加重的迹象。

4. 减少并发症

采取预防措施，如接种疫苗、保持良好的个人卫生，以减少感染等并发症的风险。而对于已经出现的并发症，如糖尿病足、心血管事件等，及时进行专业治疗和管理。

5. 提高生活质量

一方面针对疾病可能导致的身体功能障碍，进行康复训练，如关节活动训练、呼吸功能训练等，以维持或提高日常生活能力。另一方面提供心理咨询和情感支持，帮助老年人应对疾病带来的心理压力，提高生活满意度。

（三）功能维持与恢复

帮助老年人保持日常生活的自理能力，对于已经丧失的功能，通过康复训练等措施尽量恢复。

1. 评估自理能力

日常生活活动（ADLs）评估：通过评估工具，如 Barthel 指数或 Katz 指数，评估老年人在穿衣、洗澡、进食、如厕、移动等基本日常生活活动中的自理能力。

工具性日常生活活动（IADLs）评估：评估老年人在购物、做饭、清洁、管理财务等更复杂的日常活动中的能力。

2. 制定个性化护理计划

目标设定：根据评估结果，为老年人设定具体、可实现的短期和长期功能维持与恢复目标。

干预措施：设计包括物理治疗、作业治疗、言语治疗等在内的多学科干预措施。

3. 功能维持

首先，对老年人及其家属进行健康教育，比如关于如何通过合理的生活方式和适度的锻炼来维持现有功能。其次，调整老年人的居住环境，减少障碍，增加安全性，以助老年人保持自理能力。

4. 康复训练

物理治疗：通过运动训练、手法治疗、物理因子治疗等手段，帮助老年人改善肌肉力量、耐力、平衡和协调性。

作业治疗：通过特定的活动训练，如烹饪、清洁、个人卫生等，帮助老年人提高日常生活活动的技能。

言语治疗：对于存在吞咽困难或语言障碍的老年人，提供专业的言语治疗，以提高其沟通能力和吞咽安全性。

5. 辅助设备和技术的使用

一是为老年人提供拐杖、轮椅、助行器等辅助工具，以帮助他们克服功能障碍，提高自理能力。二是利用现代技术，如智能家居设备、远程健康监测系统等，辅助老年人进行日常生活。

6. 监测与调整

定期对老年人的功能状况进行评估，以监测康复进展和护理效果。再根据评估结果，及时调整康复训练计划和护理措施，确保干预措施的有效性。

（四）心理支持

提供心理咨询和社会支持，帮助老年人应对老年期可能出现的孤独、抑郁等心理问题。

1. 心理咨询

个体咨询：专业的心理咨询师为老年人提供一对一的咨询服务，帮助他们处理孤独、抑郁、焦虑、恐惧死亡等心理问题。

团体辅导：组织老年人参与团体辅导活动，让他们在小组中分享经验，学习应对策略，从而减轻心理压力，增强社会联系。

认知行为疗法：针对老年人的特定心理问题，如抑郁或焦虑，采用认知行为疗法等技术，帮助他们识别和改变负面思维模式。

2. 社会支持

其一，家庭支持。鼓励家庭成员参与老年人的护理过程，提供情感支持，增进家庭关系，减少老年人的孤独感。其二，社区资源利用。引导老年人利用社区资源，如老年活动中心、兴趣小组、志愿服务等，以增强他们的社会参与感和归属感。其三，同伴支持。建立同伴支持小组，让老年人在相互支持中找到共鸣，分享生活经验，共同面对老年期的挑战。

3. 情感关怀

倾听与理解对维护老年人心理健康至关重要，护理人员和家属要学会倾听老年人的心声，理解他们的感受，给予情感上的慰藉。同时鼓励老年人表达自己的情感，无论是通过谈话、写作、绘画还是其他形式，都有助于情感的释放和调适。

4. 心理健康教育

通过讲座、手册、视频等形式，普及心理健康知识，提高老年人对心理问题的认识。教育老年人如何进行自我心理调适，如冥想、深呼吸、放松训练等，帮助他们更好地管理情绪。

5. 危机干预

对于出现急性心理危机的老年人，如自杀倾向，提供及时的危机干预和必要的医疗援助。

对于有长期心理问题的老年人，建立跟踪机制，定期评估他们的心理状况，确保持续地支持。

（五）社会参与

鼓励老年人积极参与社会活动，保持与社会联系，以维护其社会功能和精神状态，从而实现积极老龄化。

1. 参与社会活动

组织社交活动：在社区、养老机构或家庭环境中，定期组织各种社交活动，如茶话会、生日庆祝、节日聚会等，为老年人提供与他人交流的机会。并鼓励老年人根据自己的兴趣爱好加入或组建兴趣小组，如书画、舞蹈、音乐、园艺等，通过共同兴趣延展社交互动。

2. 增强社区联系

鼓励老年人积极参加社区志愿服务，如担任社区辅导员、环保志愿者等，通过服务他人增强社会责任感和归属感。同时可利用社区教育资源，如老年大学、讲座、工作坊等，让老年人继续学习新知识，保持心智活跃。

3. 维护社会角色

在角色认同方面，帮助老年人认识到自己在家庭、社区中的角色和价值，鼓励他们继续发挥这些角色，如祖父母、顾问、导师等。加强代际交流，促进不同年龄段之间的交流，如组织代际活动，让老年人与年轻人分享经验，增进相互理解。

4. 提高社会参与度

支持和鼓励老年人关注和参与公共事务及社会政策的讨论和制定，如选举、社区规划等，让他们在社会决策中发出声音，增强他们的公民意识。

5. 适应社会变化

在技术培训方面，提供适合老年人的技术培训，如使用智能手机、电脑等，帮助他们适应数字化社会，拓宽交流渠道。

在文化适应方面，对于文化背景不同的老年人，提供相应的文化适应支持，帮助他们融入当地社会。

6. 心理健康与社会参与

通过社会参与，能为老年人提供精神上的支持和鼓励，对保持心理健康十分重要，如减少孤独感、抑郁情绪，帮助他们保持积极的生活态度，提高生活满意度。

（六）安全防护

确保老年人的居住环境安全，预防跌倒等意外伤害，保障老年人的安全。

1. 环境评估与改造

通过专业护理人员或设计师对老年人的居住环境进行全面的评估，识别可能导致跌倒、滑倒、烫伤等意外的隐患。再根据评估结果，进行必要的家居改造，如安装扶手、防滑地板、无障碍通道，确保居住环境的安全。

2. 预防跌倒措施

其一，照明改善。确保家中光线充足，特别是在楼梯、走廊、浴室等关键区域，安装夜灯以防止夜间跌倒。

其二，障碍清除。保持家中过道畅通无阻，移除不必要的杂物，电线和地毯等应固定好，避免造成绊倒。

其三，防滑处理。在浴室、厨房等易湿滑区域使用防滑垫，安装防滑地板，以减少滑倒风险。

3. 紧急呼叫系统

为老年人安装紧急呼叫按钮或佩戴可穿戴的紧急呼叫设备，以便在发生紧急情况时及时求助。为确保老年人能够快速联系到家人、邻居或紧急救援服务，切记需在紧急呼叫装置中建立紧急联系人。

4. 安全教育和培训

一是加强对老年人的安全教育。教育老年人识别潜在的安全风险，教授他们如何在日常生活中采取预防措施。二是针对家属和护理人员的培训。培训家属和护理人员关于安全防护的知识和技能，提高他们照顾老年人时的安全意识。

5. 药物安全管理

帮助老年人合理存放和管理药物，避免误服或过期药物的使用。同时对药物副作用的监控不能掉以轻心，密切关注药物可能引起的副作用，如头晕、嗜睡等，这些副作用可能增加跌倒风险。

6. 定期检查与维护

定期检查家中的设施,如扶手、楼梯、门锁等,确保它们处于良好状态。以及检查电器设备,确保没有电线裸露,使用安全的电器,防止电击事故。

(七)尊严维护

尊重老年人的意愿和选择,维护其个人尊严和自尊心。

1. 尊重个人意愿

护理人员和家属应当耐心倾听老年人的意见和需求,真正理解他们的意愿和期望。在涉及老年人自身事务的决策过程中,无论是关乎日常生活安排还是医疗护理决策,应尽可能让老年人参与,尊重他们的自主选择。

2. 维护个人尊严

考虑到老年人的个人习惯、文化背景和偏好,提供个性化的护理服务,给予个性化关怀,以体现对他们的尊重。在提供护理服务时,保护老年人的隐私,如在进行个人护理操作时关上门;避免在不适当的环境中讨论个人事务。

3. 保持自尊心

通过正面的反馈和鼓励,让老年人发挥自己的能力,参与力所能及的活动,如家务、兴趣爱好等,认可他们的成就和经验,以增强他们的自信心,强化他们的自我价值感。

4. 情感支持

在与老年人交流时,通过拥抱、握手、微笑等非语言方式,传达对老年人的关怀和尊重。并且展现同理心,理解他们的情感和感受,避免冷漠和忽视。

5. 社会角色认同

认识到老年人在家庭和社会中的角色,尊重他们作为长辈、顾问或其他角色的地位，比如鼓励老年人参与社会活动，发挥他们的社会作用，努力实现和保持积极的社会身份认同。

6. 应对挑战

在老年人面对疾病和衰老带来的挑战时，提供支持和帮助，让他们感到被尊重和有价值。

（八）临终关怀

在老年人生命的最后阶段，为他们提供全面的关怀和支持，包括缓解痛苦、心理和精神支持，以及对家属的哀伤辅导。

1. 缓解痛苦

通过药物治疗和非药物干预，如针灸、按摩、热敷等，有效缓解患者的疼痛症状，确保他们在生命的最后阶段尽可能舒适度过。除了疼痛，还应关注呼吸困难、恶心、呕吐、便秘等其他不适症状的控制，以提高患者的生活质量。

2. 心理支持

提供心理咨询和情感陪伴是必不可少的，帮助患者处理面对死亡时的情绪和心理反应，如恐惧、焦虑、悲伤等。另外，通过生命回顾疗法，帮助患者回顾和肯定自己的人生经历，找到生命的意义和价值。

3. 精神支持

不同的国家、民族有不同的信仰，根据患者的信仰和需求，尊重其宗教仪式、祈祷、冥想等方式，提供精神上的支持与关怀，协助患者探索生命的意义，维护他们的精神完整性和内在平和，帮助他们在心灵上找到安慰和力量。

4. 家属的哀伤辅导

临终关怀的对象不仅是患者，也要为家属提供情感支持，帮助他们处理亲人即将离世的悲痛和失落感。通过哀伤辅导服务，教育家属如何应对丧亲之痛，提供应对策略和心理调适方法。

5. 全面关怀

在生活护理上，提供日常生活的照顾，包括饮食、清洁、移动等，确保患者的身体舒适和尊严得到悉心呵护。同时应创造一个温馨、安静、私密的环境，让患者和家属都能感受到关怀和尊重。

6. 团队协作

由医生、护士、社工、心理咨询师等共同组成的多学科团队，共同为患者及其家属提供全面的关怀与照护。并根据患者的具体情况和愿望，制定个性化的护理计划，确保临终关怀的针对性和有效性。

二、老年护理学的范畴

老年护理学的范畴涵盖了从生理到心理、从个人到社会、从生活照料到疾病管理的全方位护理需求，旨在提高老年人的生活质量，实现健康老龄化，因此需要护理人员具备全面的技能和知识，以应对老年人复杂多变的需求。如：健康和功能状态评估、制定护理计划、提供护理服务、预防和控制疾病、居家和社区护理等。

第四节　各国老年护理的特点

随着全球人口结构的显著变化，老年护理已成为各国社会发展中不可忽视的重要议题。不同国家因其文化背景、经济发展水平、社会保障体系以及医疗保健政策的差异，老年护理呈现出各自的特点。以下是一些国家在老年护理方面的发展特点。

一、美国老年护理发展

老年护理作为一门学科最早出现于美国，美国老年护理的发展对世界各国老年护理的发展起到了积极的推动作用。

（一）专业化和教育发展

1900年老年护理作为一个独立的专业被确定下来，至20世纪60年代，美国已经形成了较为成熟的老年护理专业。1961年美国护理协会设立了老年护理专科小组，后来晋升为"老年病护理分会"，并确立了老年护理专科委员会，使得老年护理真正成为护理学中的一个独立分支。自20世纪70年代以来，美国老年护理教育开始发展，尤其是开展了老年护理实践的高等教育和训练，培养高级执业护士（Advanced Practice Nurses，APNs），具备熟练的专业知识技能和研究生学历。

（二）护理服务的多元化

美国老年人护理服务多元化，包括养老院、护理中心、社区护理等多种类型的护理机构，提供包括医疗护理、康复护理、心理支持等不同服务。这些服务旨在满足老年人在身体、心理和社交方面的需求。

（三）长期护理保险制度

美国是实施长期护理保险制度最早的国家。该制度层次丰富、照护资源系统健全、给付方式多样灵活，为其他国家建立长期护理保险制度提供了经验借鉴。美国长期护理保险制度包括公共保障计划（如医疗保险计划、医疗补助计划）和商业保险，有效解决了失能老年人的护理服务需求。

（四）面临的挑战

尽管美国老年护理发展较为成熟，但仍面临一些挑战，如护理人员短缺、经济负担重、需要不断引入新技术和创新等。

二、英国老年护理发展

英国老年护理发展的特点在于其社区照顾模式的推广、居家养老理念的实践、完整的社区养老体系、对照护品质的重视以及健康服务体系的改革。

（一）社区照顾模式

英国采取了社区照顾的模式，这是一种新型的养老模式，主要目的是在社区环境中改善居民的生活品质。社区照顾的概念产生于二战后，与英国的非住院化运动息息相关。这种模式强调在社区内由各类人士合作提供照顾，涵盖生活照料、家庭服务、老年人公寓、托老所等形式。

（二）居家养老理念

英国人倾向于"在家养老"或尽可能地"如同在家养老"。社区养老是目前英国大多数老人偏好的养老模式，这体现了英国人对于居家养老的重视。政府通过卫生和社会保障部以及地方社会服务局来管理社区居家养老。

（三）完整的社区养老体系

英国的社区养老已经形成了一套较为完整的体系。这个体系包括经理人、专业的工作人员和照顾员，他们共同负责了解掌握社区内老年人的需求，并帮助他们解决日常生活中的困难。社区服务部门受政府监督，确保服务的水平和从业人员的资格。

（四）照护品质的重视

英国社区养老对照护品质十分注重。设立了国家层级的照护标准法，为社区照护机构的设施和服务制定了七个标准及指标，包括机构选择、健康与个人照护、日常生活和社会活动、投诉与保护、环境、工作人员、管理与行政[1]。

---

[1] 陈杨，曹健. 英国养老护理服务业考察[J]. 中国医院院长，2020，16: 56-59.

（五）商业化老年公寓的发展

随着养老市场多样化发展，英国也出现了诸如"退休社区""退休村"的商业化老年公寓。这些社区为老人提供日常生活和医疗服务，以及各种适合老人的活动。

（六）健康服务体系的改革

英国作为最早进入老龄化的发达国家之一，其健康服务体系、健康筹资及支付模式、老年健康服务模式及整合服务模式等方面的改革和经验，给其他国家应对老龄化提供了重要借鉴。

三、法国老年护理发展

法国老年护理的发展重点在于居家养老的完善、银发经济的推动、创新服务的提供以及公共政策的支持，这些都是应对人口老龄化挑战的重要方面。其发展经历了几个重要阶段，并通过相关措施在老年护理领域形成了自身优势和独特需求，为应对老龄化社会提供了有效的解决方案。

（一）早期老龄化社会

早在 1865 年，法国 65 岁及以上老年人口比例就超过了 7%，进入了老龄化社会；1980 年左右，老龄人口比例达到 14%，进入了"超老龄社会"。

（二）老龄化加剧

近年来，法国老龄化程度持续加深。预计到 2035 年，60 岁以上的人口将增长 80%，75 岁以上人口将增长 2 倍，85 岁以上的增长 4 倍。相关机构预测，2050 年，法国老年人口将达 2 230 万，平均每三个人中就会有一个年龄超过 60 岁[①]。

---

① 葛文博. 法国推动养老服务业优先发展[N]. 人民日报，2018-05-29.

（三）政府政策支持

为应对老龄化造成的财政失衡现象，法国政府利用庞大的老年群体对产品和服务的迫切需求，发展"银发经济"。2005年6月，法国政府成立全国家庭服务署，将包括养老服务业在内的家庭服务业纳入国家发展战略规划。2007年，法国政府通过了面向老年人的两项全国养老规划《安度晚年（2007—2009）》和《高龄互助（2007—2012）》，鼓励养老服务券和养老机构的发展，确保居家养老和社区养老的连续性[①]。

（四）"银发经济"发展

法国政府设立"银发经济"奖，组建"法国'银发经济'协会"，并积极推销相关产品和服务。法国的公共机构和私营诊所通过政府牵线搭桥达成合作，共同为老年人口提供社会和医疗护理。此外，法国政府还增加资金补贴，对那些失去生活自理能力老人的家庭提供帮助，减轻他们的负担，并加强护理网络建设。

（五）创新与技术应用

法国在老年护理领域注重创新和技术应用。法国的养老服务和产品在欧洲一直处于领先地位，市场占有率和技术含量都排在前列。无论是养老院的整体设计，还是居家养老公寓内部各种设施的设计，法国都有专门提供此类解决方案的公司。法国还整合了欧洲和美国的900种创新产品，涵盖了预防跌倒、家居智能化、老年人定位技术、机器人辅助以及全面的生命体征监测等方面。

（六）非药物疗法

法国养老产业的另一大创新在于"非药物疗法"的研发。通过药物疗法和非药物疗法的结合，避免老年人的过度医疗和药物副作用，可以在很大程度上提高老年人的生活质量。

---

① 葛文博. 法国推动"银发经济"优先发展[N]. 中国社会报，2018-07-23.

（七）国际合作

法国在过去的 50 年里，一直走在欧洲老年护理的前列。法国健康产业联盟与法国驻华大使馆、法国商务投资署密切合作，推出了一份有关法国养老产业的专业知识和经验的介绍册，并愿与中国合作，打造一个致力于提升中国老年群体的身心健康和生命安全的创新方案。

四、日本老年护理发展

日本是老龄化最严重的国家，其老年护理的发展经历了多个阶段，形成了较为完善的体系，以下是其主要特点和发展历程。

（一）早期养老制度

日本的养老制度可以追溯到明治初期，1874 年日本政府公布了《恤救规则》，将需要救济的老年人的条件限定为"极度贫困且独身的废疾者，或者七十岁以上的重症老人们"。1929 年昭和初期制定《救护法》，将救济的条件放宽到"因贫困导致无法生活的 65 岁以上的老人"。

（二）战后经济复苏与养老政策

第二次世界大战后，日本进入经济复苏阶段，随着经济的飞速发展，家族制度发生了很大变化。1950 年日本制定出台了《生活保护法》，确立了福利法的三法体制，推动了社会保障制度的进一步发展。

（三）《老年人福利法》

1963 年，日本政府颁布了《老年人福利法》，推行社会化养老。1983 年制定《老年人保健法》，并在 1985 年正式生效，全面推广普及老人保健设施，使日本老人福利政策的重心开始向居家养老、居家看护的方向转移。

（四）《介护保险法》

2000 年，日本实施了《介护保险法》，规定参加护理保险的人到 65 岁以上,在达到法定需要护理或生活援助标准之后可享受护理服务。这一制度的实施极大地推动了日本老年护理服务的发展。

(五)社区日托服务

日本从2000年开始实施"介护保险制度"之后,为老人提供服务的设施如雨后春笋,其种类和服务内容也是百花齐放,日新月异。日托护理服务是以消除老人的社交孤立感,维护他们的心理和身体机能,并减轻用户家庭的身心负担为目的的服务。

(六)护理人才队伍建设

日本养老服务人才队伍建设方面形成了一套系统体系和方案,经过五十多年的发展,从起步探索到体系形成期再到如今的快速发展期,日本在养老服务人才队伍构成、人才培养机制、从业人员职业资格认证、政府政策支持等方面积累了丰富的人才队伍建设经验。

(七)"银发经济"

日本的"银发经济"已经形成了可实现盈利的商业运营模式。包括介护服务、养老用品、居家改造等多个领域,且政府为支持银发经济实施了一系列政策如税收优惠、就业支持等。

(八)综合性社区照料体系

面对老龄化日益严峻的挑战,日本政府集中出台了一系列新政策,将应对老龄化的措施提高到全局高度,包括发布作为整体部署的"新三支箭",规划"综合性社区照料体系"以整合养老资源和控制社保支出。

(九)吸引外国护理人员

在应对老年护理人手短缺和国内劳动力资源匮乏的挑战下,日本政府相继推出了一系列面向外籍护理人员的签证激励措施,涵盖了经济伙伴关系协议、护理专业人才签证优惠以及亚洲健康倡议等多项政策。

（十）开发老年护理科技

日本政府对老年护理技术和设备的研发与普及给予了极高的重视，对应用前景也寄予厚望。通过使用机器人降低劳动力需求，减轻照料的劳动强度，从而降低护理人员的缺口。

五、中国老年护理的发展

中国老年护理虽然起步晚，但其发展正受到国家层面的高度重视和快速推进，并不断优化和完善养老服务体系，以应对人口老龄化的挑战。

（一）引入和初步发展阶段

20世纪初，老年护理学作为一门学科最早在美国形成。而在中国，20世纪的老年护理学发展几乎是空白，直到1999年，中华护理学会才正式成立"老年护理专业委员会"。

（二）老年人口增长和养老服务需求

截至2023年底，中国60岁及以上老年人口达到2.97亿，占总人口的21.1%。随着人口老龄化的加剧，老年群体在生活、健康和精神层面的需求不断上升。为应对这一挑战，中国政府和相关部门正在加快提升养老服务水平。

（三）养老服务体系的发展

中国政府正在推进养老服务的改革、创新和发展。这包括加强养老服务制度建设，提升养老服务能力，构建政府主导、市场供给、社会参与、家庭尽责的养老服务工作机制，以及形成兜底有保障、普惠有供给、高端有选择的养老服务供给格局。

（四）养老护理员供给缺口

中国目前面临的挑战之一是养老护理人员严重短缺。据统计，中国对养老护理人员的需求达到 600 万名，但目前相关从业人员只有 50 万名，存在 550 万人的供给缺口。

（五）智慧养老服务

中国正在积极推进智慧养老服务，以应对人口老龄化的挑战。这包括利用信息化、数字化、智能化工具全方位融入养老服务发展的全过程，提升养老服务业的质量，并有效缓解人力供给不足等问题。

（六）养老机构和设施的发展

截至 2023 年三季度，中国全国各类养老机构和设施总数达到 40 万个，床位 820.6 万张。这表明中国在养老服务机构的建设上取得了显著进展，以满足老年人多层次、多样化的养老服务需求。

中国长期是世界上人口最多的国家之一，随着生活水平的提高和医疗条件的改善，人均寿命延长，老年人口比例不断上升。随着经济的快速发展和社会的进步，人们对生活质量的追求也在提高。老年人是社会的宝贵财富，通过发展养老事业，提高老年人的生活质量，有助于构建和谐社会，维护社会稳定，增强社会凝聚力和幸福感。在发展养老事业的同时，加强养老护理人才的培养是中国应对老龄化社会挑战、推动养老服务行业发展的必然选择。

第二章 标准化患者的发展历史及其在老年护理教学中的常用道具

第一节 标准化患者的发展历史

一、标准化患者的起源及发展

标准化患者（Standardized Patients, SP）是一种在医学教育和评估中使用的特殊工具，起源于20世纪60年代初的美国。其概念最早由美国南加州大学医学院的Howard S. Barrows医学博士在1963年提出，并在1963年他与Stephen Abrahamson博士共同发表了题为"The Programmed Patient: A Technique for Appraising Student Performance in Clinical Neurology"的文章，Barrows博士认识到，使用真实的患者进行临床技能教学和评估存在诸多限制，如患者状况的不稳定性、伦理问题以及对患者可能造成的风险。因此，他开发了标准化患者这一教学工具，以提供一致和可控的教学环境。Barrows博士在洛杉矶郡医院首次训练了一名艺术系的女模特Rose McWilliams扮演患有神经性疾病的患者，这一创新的教学方式标志着标准化患者在医学教育中的首次应用。

自20世纪60年代起，标准化患者在医学教育领域的应用逐渐扩展。到了70年代，Ron Harden在邓迪大学开发并首次实现了标准化患者在客观结构化临床考试（Objective Structured Clinical Examination，OSCE）中的应用。随后，Paula Stillman开发了评估学生表现的"亚利桑那临床等级量表"。标准化患者的使用在80年代得到了更广泛的推广，北美地区80%的医学院校开始使用标准化患者进行教学和评估，以达到特定教育目标，如培养问诊、体检和沟通技能等。在评估方面，标准化患者被用于临床技能考核,如美国医师执照考试(United States Medical Licensing Examination,USMLE)第二部分就采用了标准化患者的考试方法。

标准化患者是指根据特定疾病或症状的临床表现和特征,经过系统整理和归纳,经过专门培训的正常人或轻症患者,形成具有代表性的患者模型。他们能够恒定地、逼真地表现特定病例的临床症状、体征或病史。这些"患者"不是真实的病人,通常由专业医学教育机构或医疗机构精心设计和制作,具有逼真的外表和复杂的临床情景,可以模拟真实患者的病史、体征和症状,包括面部神情变化、行走步态、身体动作、疼痛的程度等。在医学教育中,标准化患者同时充当病人(或家属)、评估者和教学指导者的角色。他们不仅模拟病人的临床表现,还参与评估医学生或医生的临床技能和沟通能力,帮助医生和医学生更好地理解和应对各种疾病和症状,为医学教学和研究提供重要的帮助和支持。

二、标准化患者在中国的应用与发展

(一)标准化患者在中国的引入

标准化患者医学教学模式起源于美国、盛行于欧美发达国家,20世纪90年代,随着医学教育改革的推进和国际医学教育交流的增加,中国医学教育者开始关注并引入国外先进的医学教育方法。标准化患者作为一种创新的教学和评估工具,于1991年正式引进中国。1993年,华西医科大学(现四川大学华西医学中心)率先建立起第一支标准化患者团队,这一团队的建立标志着中国医学教育在模拟教学领域迈出了重要一步。华西医科大学标准化患者团队的成功建立和应用,对其他医学院校产生了示范效应。随后,浙江医科大学(现浙江大学医学院)等其他院校也陆续建立起自己的标准化患者团队,推动了标准化患者在中国医学教育中的广泛应用。

1990年,美国中华医学基金会(China Medical Board,CMB)举办临床诊断学教学改革研讨会,华西医科大学临床医学院、浙江医科大学和江西九江医学专科学校三校校长与时任CMB主席Sawyer博士在美国旧金山会晤,针对中国临床医学教育中临床技能教学与评估的薄弱问题共同探讨并提出"临床诊断学教学与评估"项目合作改革意向,以三校为项目研究对象开展"标准化患者培训和临床实践"的课题研究。1991年后,美国麻省大学医学院的波拉·斯蒂曼教授因此合作研究项目多次来到华西等三校考察与指导,三校也及时派出多名专家(华西4位其余两校各1位)赴美学习标准化患者教学法,编写培训教材,录制培训视频,为标准化患者项目引入中国做了大量的前期准备工作。华西医科大学在1992年面向社会公开招募了93名志愿者,经过筛选和培训,最终有39名中国乃至亚洲的首批标准化患者合格。这些标准化患者志愿者通过严格的训练和考核,根据事先准备的病例,准确地陈述患者患病时的状态,掌握了模拟病人所需的技能,帮助医学生尽快掌握相关技巧。他们经常到病房"蹲点",观察和记录病人的状态,作为之后模拟病人的素材。而对患者的人文关怀及与患者的沟通能力,是标准化患者帮助医学生成长的重要内容。

(二)学生标准化患者在中国的应用

20世纪90年代起,标准化患者开始在我国医学教育中扮演重要角色,但高成本和高需求逐渐限制了标准化患者的应用。同时期,美国医学院校率先探索医学生做标准化患者的可行性,即学生标准化患者(Student Standardized Patients,SSP)。Harris和Escovitz于1990年分别报道了用高年级医学生模仿病人对低年级学生进行教学与考核的效果研究。结果显示,应用学生标准化患者不仅节省开支,而且培训时间较非专业型医学标准化患者短。

我国学生标准化患者的培训与应用起步较晚,但近年不仅在北京、上海等一线城市,且在教育资源相对匮乏的中西部地区均有开展,包括高等院校和高职专科类院校。学生标准化患者的培训模式通常包括"基础培训—案例特训—培训考核"三个阶段。在基础培训阶段进行集体理论学习;案例特训阶段包括案例编写和表演能力培训;培训考核阶段则通过模拟问诊、查体来评估学生标准化患者的表现。为尽可能真实地呈现病人外在表现和心理变化,学生标准化患者案例除了医疗场景、问诊技巧等基本内容,还应包括人物的经济情况、社会角色等环境背景体现"生物-心理-社会"新型医学模式。

第二节　标准化患者在老年护理教学中的常用道具

在当今的老年护理教学中，标准化患者的引入和运用已经成为教育领域的一种重要创新和不可或缺的教学策略。这种教学手段的核心目的在于，通过模拟真实临床情境，让护理专业学生能够在安全、可控的环境中获得宝贵的实践经验和技能。然而，仅仅依靠标准化患者的模拟表现是远远不够的，为了全面提升学生的老年护理实践技能，还需要借助一系列精心设计的特定道具和资源。这些道具和资源的使用，其背后的教育理念是为了尽可能地还原老年患者的真实病情和护理场景，从而增强教学过程的真实感和沉浸感。在这种高度仿真的教学环境中，学生能够更加直观地了解和掌握老年护理中的各项操作技巧，以及如何应对各种突发状况。具体来说，这些道具和资源包括但不限于模拟老年人常见病症的设备、模拟日常生活环境、辅助沟通工具、护理操作模型以及老年护理专用器材等。它们的使用，不仅有助于学生熟悉和掌握老年护理的基本流程和操作规范，还能够提高他们在实际临床工作中的应变能力和护理水平。通过这种全方位、多角度的教学模式，学生能够在理论与实践中找到平衡，将课堂上学到的知识转化为实际操作能力。这种教学方式不仅有助于培养学生的专业技能，还能够激发他们的同理心和责任感，为将来更好地服务于老年患者群体打下坚实的基础。

以下列举标准化患者在老年护理教学中常用的部分道具。

一、老年护理专用器材

老年护理专用器材是护理教育中不可或缺的一部分，它包括轮椅、拐杖、助行器等多种辅助工具。这些器材的设计和功能都是为了满足老年人在日常生活中的特殊需求，帮助他们在行动上保持独立性或减轻功能障碍带来的影响。

轮椅作为老年人常用的移动工具，对于行动不便的患者来说至关重要。在教学中，学生通过学习如何正确使用轮椅，包括如何安全地转移患者、调整轮椅的高度和角度以适应不同患者的需求，以及如何维护和清洁轮椅，从而在实际工作中能够更好地帮助老年人进行室内外活动，提高他们的生活质量。

拐杖是老年人辅助行走的重要工具，它可以帮助患者保持平衡，减轻下肢负担。学生通过练习如何根据患者的身高和步态调整拐杖的高度，如何指导患者正确使用拐杖，以及如何选择适合不同患者需求的拐杖类型，从而在实际护理中能够为老年人提供更加个性化的支持。

助行器则为那些需要额外支持和稳定性以进行移动的老年人提供了帮助。在教学中，学生将学习如何指导患者使用助行器，包括如何正确握持、如何安全移动以及如何确保助行器的稳固性。这些技能的学习，使学生在实际工作中面对老年人时，能够更加自信地提供帮助，确保患者的安全。

二、床铺和床上用品

为了模拟真实的老年病房环境，教学用的床铺通常会配备护栏和呼叫系统，这样的设计旨在为学生提供一个接近临床实践的学习平台，同时用于教学如何进行床上护理，如翻身、床上擦浴等。

配备护栏的床铺主要目的是为了确保老年患者的安全。在教学中，这些护栏可以模拟实际医院中的安全措施，帮助学生学会如何正确使用这些设备来防止患者跌落，尤其是在夜间或患者独自在床时。学生通过实际操作，了解护栏的高度、强度和操作方法，从而在实际工作中能够迅速、有效地采取措施保护患者。

呼叫系统的设置则是为了模拟医院中的紧急响应机制。在教学中，学生可以学习如何指导老年人使用呼叫系统，以及如何在接到呼叫后迅速做出反应。这种系统的存在，让学生深刻体会到老年患者对即时帮助的需求，以及护理人员在紧急情况下的重要职责。

教学用的床铺还用于床上护理技能的指导，常用的包括翻身、体位摆放、床上擦浴等。比如，学生可以通过实践学习如何安全、正确地帮助老年患者翻身，以预防压疮的发生。这包括了解不同患者的翻身频率、正确的翻身技巧和体位摆放。另外，在床铺上进行的擦浴练习，让学生掌握如何在保护患者隐私和尊严的同时，进行有效的清洁护理。学生将学习如何使用床上用品，如浴巾、海绵、床上浴盆等，以及如何处理可能出现的尴尬情况和患者的抗拒情绪。此外，学生通过实际操作，学习如何在患者卧床的情况下更换床单，这不仅要求技巧，还需要考虑到患者的舒适度和安全性。

三、模拟生活环境

在老年护理教学中，为了让学生更深入地理解和体会老年人的生活环境和需求，教育者会精心设计和布置模拟的老年生活环境，其目的是让学生在近似真实的情境中，学习如何为老年人提供全面、细致的日常生活照顾。模拟生活环境通常包括卧室、客厅、厨房等。

其一，模拟的卧室会配备适合老年人使用的床铺，还设有便于老年人拿取物品的床头柜、夜间照明设备以及紧急呼叫装置。学生可以在这样的环境中学习如何帮助老年人进行起床、穿衣、翻身等日常活动，以及如何在夜间进行安全监护。

其二，客厅的布置会考虑到老年人的行动便利和安全。例如，会配备高度适宜的座椅和沙发，以便老年人轻松坐下和站立；地面铺设防滑材料，减少跌倒风险；电视和电话等设备的位置和高度也会根据老年人的使用习惯进行优化。学生在客厅环境中可以学习如何协助老年人进行社交活动、娱乐休闲以及日常锻炼。

其三，厨房的模拟设置会考虑到老年人的烹饪和饮食习惯。厨房内的橱柜和操作台高度会进行调整，以适应老年人的身高和体力；厨具和餐具的选择也会考虑到老年人的握力和使用能力。学生可以在厨房中学习如何帮助老年人准备食物、进行安全的烹饪操作，以及如何指导老年人进行合理的饮食管理。

四、跌倒预防设备

随着年龄的增长,老年患者的肌肉力量、平衡能力和反应速度都可能下降,使他们更容易发生跌倒事故。因此,教学中会使用如防滑垫、扶手等常见的跌倒预防设备,这些道具不仅用于展示如何评估和改善老年患者的居家安全,也用于教授学生如何有效地预防老年人跌倒,保障患者的生命安全。

通过跌倒预防设备的教学让同学们学习到以下方面:第一,环境评估。学生学习如何全面评估老年患者的居住环境,识别可能导致跌倒的各种隐患,如光线不足、地面不平、杂物堆积等。第二,改善措施。教学中会教授学生如何采取措施改善居家安全,包括但不限于安装防滑垫、扶手,改善照明,清除障碍物,以及调整家具布局。第三,安全教育。学生将通过案例分析和角色扮演等方式,学习如何向老年患者和家属传授跌倒预防的知识和技能,提高他们的安全意识。

五、认知功能评估工具

在老年护理教学中,认知功能评估工具是不可或缺的组成部分,它们帮助学生理解和掌握如何评估老年患者的认知状态,以及如何设计和实施认知训练计划。这些工具通常包括各种评估量表和认知训练游戏。

评估量表用于量化评估老年患者的认知功能,包括记忆力、注意力、语言能力、空间能力等多个方面,如:简易精神状态检查表(MMSE)、蒙特利尔认知评估量表(MoCA)等。学生通过学习如何使用这些量表,能够掌握评估老年患者认知障碍的标准化方法。

认知训练游戏旨在通过互动和娱乐的方式,帮助老年患者改善或维持认知功能,如:记忆游戏、拼图、数字排序等。学生通过观察和参与这些游戏,学习如何设计和调整训练活动,以适应不同认知水平的老年患者,并学习如何鼓励患者积极参与,以及如何评估训练效果。

六、药物管理工具

随着年龄的增长,老年患者往往需要服用多种药物,以治疗各种慢性疾病。因此,正确管理药物对于确保患者的健康和安全至关重要。常用的药物管理工具有药物分装盒、定时提醒器等。

药物分装盒是一种将患者每天所需服用的药物按剂量和服用时间分装的小盒子,通常有多个分隔,以便于区分不同的药物和服药时间。学生通过使用药物分装盒,学习如何为老年患者制定个性化的药物管理计划,如何根据医嘱准确分装药物,如何指导患者正确使用分装盒,以及如何监控药物的使用情况。

定时提醒器可以是电子设备,也可以是传统的闹钟,用于在患者需要服药时发出提醒。学生通过设置和使用定时提醒器,学习如何帮助老年患者按时服药,避免遗漏或重复用药;学习如何根据患者的作息时间和药物特性,合理设定提醒时间。

七、皮肤检查和护理用品

随着年龄的增长,老年患者的皮肤变得更加脆弱,容易受到损伤,尤其是压疮的发生率较高。为了提高学生识别和护理皮肤问题的能力,教学中会使用一系列专门的皮肤检查和护理用品,如镜子、尺子、皮肤模型等。这些工具用于模拟皮肤检查的过程,以及识别和护理压疮等皮肤问题。

镜子用于检查患者不易看到的身体部位,如背部、臀部等,以便于发现潜在的皮肤问题。学生通过使用镜子,学习如何进行全面的皮肤检查,包括如何正确地调整镜子的角度,以及如何指导患者进行自我检查。

尺子用于测量压疮的大小、深度等,以便于记录压疮的发展情况,评估治疗效果。学生通过使用尺子,学习如何准确测量和记录皮肤损伤的尺寸,以及如何根据测量结果调整护理计划。

皮肤模型是用于模拟不同阶段压疮的教具,它们通常具有逼真的外观和质感,使学生能够在模型上练习护理技巧,学习识别不同阶段的压疮,进行伤口清洁、敷料更换和压迫缓解等护理操作。

八、康复训练设备

康复训练是帮助老年患者恢复或维持功能、提高生活质量的重要手段。在老年护理教学中，康复训练设备如拉力带、握力器等，被用来模拟真实的康复训练过程，使学生能够练习如何指导患者进行康复锻炼，从而提高他们的临床实践能力。

拉力带是一种柔韧的带状物，可以用来进行多种力量训练和拉伸运动。它适用于需要增强肌肉力量、改善关节活动度和提高身体柔韧性的老年患者。学生通过使用拉力带，学习如何设计适合老年患者的康复锻炼计划，包括如何选择合适的阻力、如何进行正确的拉伸和力量训练，以及如何监督和鼓励患者完成训练。

握力器是一种专门用于增强手部肌肉力量的设备，对于患有上肢功能障碍或需要改善握力的老年患者尤为重要。学生通过使用握力器，学习如何指导老年患者进行手部肌肉的锻炼，以及如何评估握力器的使用效果，调整训练强度。

九、模拟老年患者生理变化的道具

常见的模拟老年患者生理变化的道具分为一般道具和特殊妆造。

（一）一般道具

眼镜、假发、老年衣物等，都属于老年护理教学中常见的道具，目的是帮助标准化患者更真实地模拟老年患者的外貌和生理特征。

1. 假　发

假发是模拟老年患者生理变化最常见的化妆用品之一，老年假发通常采用灰白或全白的颜色，以及干燥、稀疏的质感，以模拟老年人头发自然老化的过程。假发的发型也会根据不同老年人的特点进行设计，如短发、卷发或秃顶等，以增加模拟的真实性。可以有效模拟老年患者的发质和发型变化。学生通过观察和接触这些假发，能够更好地理解老年患者的外观特征。

2. 眼　镜

眼镜也是模拟老年患者生理变化的化妆用品之一，通过佩戴老花镜或近视镜，可以模拟老年患者的视力障碍。老花镜通常用于模拟老年患者因眼睛老化而导致的远视，而近视镜则用于模拟因年龄增长而出现的近视。这些眼镜的选择和使用，能够帮助标准化患者更真实地反映老年患者的视力问题。如此，学生可以学习如何与佩戴眼镜的标准化患者进行沟通，如何指导标准化患者正确使用眼镜，以及如何评估标准化患者的视力状况。

3. 老年衣物

老年衣物通常设计为宽松、舒适，以适应老年患者因肌肉松弛、体重变化或疾病导致的体型变化。这些衣物可以模拟老年患者可能出现的特征，如驼背、肥胖、皮肤松弛等。学生可以学习如何为穿着老年衣物的标准化患者进行身体评估，包括测量身高、体重、腰围等，以评估其体型和体态变化。他们还可以学习如何指导标准化患者正确穿着这些衣物，以及如何帮助标准化患者进行日常活动，如穿衣、脱衣、整理衣物等。

(二) 特殊妆造

特殊妆造，如老年妆、创面、伤口等，均是为了更好地展现老年人的各种状态。

1. 老年妆的运用

通过使用特殊的化妆品，可以模拟老年人皮肤的老化特征，如皱纹、松弛和色素沉着。这些化妆品通常具有较高的覆盖力和持久性，能够在标准化患者的脸上模拟出皮肤的老化特征。

首先，打造基础妆容。在标准化患者的脸上涂抹一层底妆，如遮瑕膏、粉底液等，以均匀肤色和遮盖原有的皮肤纹理。其次，模拟皱纹。使用深色或棕色的眼影或粉底，在标准化患者的脸上涂抹出皱纹的形状，如眼角纹、额头纹等。可以采用深浅不一的颜色，以增加皱纹的立体感。然后，模拟松弛。采用涂抹和轻拍的方式，在标准化患者的脸上涂抹浅色或透明的粉底，使粉底均匀覆盖在皮肤上，以模拟皮肤的松弛状态。接着，模拟色素沉着。在标准化患者脸上的色素易沉着部位涂抹深色或棕色的眼影或粉底，如脸颊、鼻翼等处，以模拟色素沉着的效果。并在标准化患者的脸上涂抹一些小点或斑点，以模拟老年斑、痣等瑕疵。可以使用不同颜色的眼影或粉底，以增加瑕疵的多样性。再次，调整肤色。在标准化患者的脸上涂抹一层肤色相近的粉底，以调整肤色，使其更接近真实老年人的肤色。最后，定妆。在标准化患者的妆造区域涂抹一层定妆粉，以固定妆容，防止妆容脱落。

另外，通过化妆技术，可以在标准化患者的皮肤上模拟出老年人常见的血管扩张和静脉曲张，这些特征在老年患者中尤为常见。选择一个合适的颜色，如深棕色或深紫色，用于模拟静脉曲张的颜色。使用化妆刷或手指，在标准化患者的腿部或手臂上轻轻涂抹颜色，形成静脉曲张的形状。并采用涂抹和轻拍的方式，使颜色均匀覆盖在皮肤上，形成静脉曲张的效果。

2. 创面妆造

老年护理教学中常用的创面妆造基础用品有肤蜡、延展油、封闭剂、液态乳胶、国产硫化胶、油彩、血浆、黑海绵等，可根据不同的情景选择不同的妆造，如糖尿病患者足部的水疱及创面、老年患者跌倒的擦伤、老年患者陈旧手术疤痕等。

肤蜡：用于遮盖瑕疵和创造伤口效果。

延展油：用于帮助肤蜡和化妆品的均匀涂抹。

封闭剂：用于固定化妆效果。

液态乳胶：用于制作皮肤烧伤、撕裂等效果。

国产硫化胶：用于制作立体特效。

发泡凝胶：用于制作伤疤和老伤疤。

皱纹胶：用于制作老年妆。

酒精胶：用于粘贴各种特效化妆用的配件。

接边胶：用于化妆配件的接边和粘贴。

酒精油彩：用于上色。

塑型油彩：用于制作伤色效果。

血凝胶/啫喱：用于制作急干血效果。
血浆：用于模拟血液效果。
黑海绵：用于制作擦伤效果。

十、教学反馈和评估表格

在老年护理教学中，为了确保学生能够获得全面的评估和反馈，教师可以设计一个详细的评分标准和反馈表格，用于标准化患者和教师对学生的学习成果进行评价和反馈（见表2.1）。在表格中，评分标准应涵盖学生在护理过程中的各个方面，包括基本护理技能、沟通技巧、同理心、问题解决能力、知识应用、团队合作、遵守规定和自我反思等。评分分为优秀、良好、一般、较差四个等级，教师和标准化患者可以根据学生的实际表现进行评分。同时，表格还应包括对学生的具体反馈，以便学生了解自己的优点和不足，从而在未来的学习中进行改进。

表 2.1 操作评分标准

评分标准	评分	反馈
基本护理技能	正确执行翻身、床上擦浴等基本护理操作	学生能够准确地执行翻身、床上擦浴等基本护理操作，表现出良好的操作技巧和专业知识
沟通技巧	有效沟通，包括使用适当的语言和语速	学生能够与标准化患者进行有效沟通，包括使用适当的语言和语速，以及倾听和理解标准化患者的感受和需求
同理心	表现出同理心，关心标准化患者的情感和需求	学生能够表现出同理心，关心标准化患者的情感和需求，给予标准化患者足够的关注和支持
问题解决能力	能够识别和处理标准化患者可能出现的问题	学生能够识别和处理标准化患者可能出现的问题，如疼痛、不适等，表现出良好的问题解决能力

续表

评分标准	评分	反馈
知识应用	能够将理论知识应用于实际操作	学生能够将理论知识应用于实际操作，表现出良好的知识应用能力
团队合作	能够与标准化患者和其他护理人员进行有效合作	学生能够与标准化患者和其他护理人员进行有效合作，表现出良好的团队合作能力
遵守规定	遵守教学规定和操作规程	学生能够遵守教学规定和操作规程，表现出良好的纪律性
自我反思	能够进行自我反思，总结学习经验	学生能够进行自我反思，总结学习经验，并从中吸取教训

十一、老年护理情景的案例库

建立包含多种老年护理情景的案例库，案例库中的情景能够模拟真实的老年护理场景，它能够提供给学生一个接近真实临床环境的学习平台，学生可以在教师的指导下，通过实践操作来学习和练习各种护理技能，如翻身、擦浴、用药指导等，从而在理论学习的基础上，更好地理解和掌握老年护理的实践技能，提升实践操作能力。

（一）临床思维能力的培养

案例库中的情景涵盖了老年护理中可能遇到的各种复杂情况，学生需要运用所学知识进行分析和判断，制定相应的护理计划。这种实践过程有助于培养学生的临床思维能力，使他们能够更有效地应对临床工作中的挑战。

（二）人文关怀的强化

老年护理不仅仅是技术操作，更注重人文关怀。案例库中的情景能够帮助学生理解老年患者的心理需求和情感状态，从而在实践中将更加关注患者的感受，提供更加细致和贴心的护理服务。

（三）跨学科合作意识的培养

老年护理涉及多个学科，如医学、心理学、营养学等。案例库中的情景能够模拟不同学科之间的合作，帮助学生了解在实际工作中如何与其他专业人员有效沟通和协作，提高跨学科合作意识。

（四）创新和解决问题的能力

案例库中的情景可能包含一些复杂或罕见的情况，学生需要运用所学知识和技能，结合创新思维来解决问题。这种实践过程有助于培养学生的创新能力和解决问题的能力。

（五）终身学习习惯的养成

案例库中的情景可能会随着临床实践的变化而更新，学生需要不断学习新的知识和技术。这种学习过程有助于培养学生的终身学习习惯，使他们能够不断更新知识和技能，适应护理领域的发展。

第三章 标准化患者在老年护理教学中的应用模块

第一节 沟 通

一、沟通的范畴

在老年护理教学中，沟通技巧是不可或缺的。由于老年患者可能存在各种沟通障碍，如听力下降、视力减退、认知障碍等，因此，有效的沟通对于提供高质量的护理至关重要。通过标准化患者的角色扮演，学生可以学习如何与老年患者进行有效沟通，包括倾听、同理心和信息传达等。

（一）倾 听

倾听是沟通的基础。在标准化患者的角色扮演中，学生需要学会倾听标准化患者的叙述，理解他们的需求和感受。这种倾听不仅仅是听他们说什么，还包括观察他们的非语言信号，如肢体语言、面部表情和语气。通过标准化患者的模拟，学生可以练习如何集中注意力、理解非语言信号、避免打断标准化患者的发言，并确保标准化患者感到被重视和理解。

（二）同理心

同理心是指设身处地地理解他人的感受和需求。在标准化患者的角色扮演中，学生需要表现出对标准化患者的情感和需求的同理心。通过标准化患者的模拟，学生可以学习如何从标准化患者的角度看问题，如何表达理解和同情，以及如何尊重标准化患者的个人经历和感受。

（三）信息传达

清晰、准确地传达信息是沟通的关键。在标准化患者的角色扮演中，学生需要学会清晰、准确地传达信息，确保标准化患者能够理解和遵循指导。通过标准化患者的模拟，学生可以练习使用简单、直接的语言，适当的速度和清晰的声音，以及提供视觉辅助，如图表或书面信息，以帮助标准化患者更好地理解信息。

（四）文化敏感性

文化敏感性是指尊重不同文化背景的个体。在标准化患者的角色扮演中，学生需要考虑到老年患者的不同文化背景和信仰，以及这些因素如何影响他们的沟通方式和病情期望，从而学习如何尊重和相处不同文化背景的老年患者，以及如何调整沟通策略以满足他们的特定需求。

（五）应对沟通障碍

在标准化患者的角色扮演中，学生需要学会如何应对老年患者的沟通障碍，如听力下降、言语不清等。通过标准化患者的模拟，学生可以学习如何使用辅助沟通工具，如放大镜、沟通板或手势，以及如何调整沟通方式以适应标准化患者的具体需求。

二、沟通实际案例

（一）教学案例展示一

案例3.1：患者李先生，76岁。既往患有高血压和轻度认知障碍，半月前因在浴室跌倒导致股骨骨折。在住院期间，因为无法与家人和朋友们保持联系，李先生经常感到孤独和焦虑。他的情绪波动很大，有时会因为小事而发脾气。

1. 标准化患者扮演者需要准备的心理状态变化

标准化患者扮演者需要准备的心理状态变化，如孤独、焦虑、恐惧、情绪波动、恐惧、无助等，可能会出现的沟通语句如下，仅供教学参考。

关于孤独感："我真的很想念我的家人，我每天都在这里，感觉自己被遗忘了。""我以前总是喜欢和老朋友们一起散步，但现在我只能躺在床上，感觉自己什么都不能做了。"

关于焦虑感："我不知道我的骨折什么时候才能好，我害怕我会一直这样躺着。""我担心我的高血压会越来越严重，医生说要控制饮食，但我不知道该怎么吃。"

关于情绪波动因为小事而发脾气："我刚才想要喝水，但护士没有及时过来，我真的生气了。""我就是想拿遥控器换个频道，护士把遥控器放那么远，我躺床上怎么够得到。"

关于恐惧感："我害怕我会因为骨折而瘫痪，那我就真的完了。""我害怕我就只能一直在这躺着，家人们没时间照顾我，就不要我了。"

关于无助感："我以前是家里的顶梁柱，但现在我成了负担。""我觉得自己什么都不能做了，我害怕我会变得没有价值。"

2. 教学目标

训练学生在护理过程中如何保持耐心和专注，以倾听老年患者的情感需求；培养学生如何理解和尊重老年患者的感受，并提供适当的支持和安慰。

3. 教学步骤

（1）教师提前对学生标准化患者进行案例培训，要求学生标准化患者掌握案例中患者的心理状态、身体健康状态、躯体表现等，并与学生标准化患者进行模拟演练，及时纠正学生标准化患者在扮演中的角色偏差。

（2）教师向学生介绍案例中老年人的基本情况，包括他的年龄、健康状况、心理状态和家庭背景。

（3）学生扮演护理人员，与学生标准化患者扮演的李先生进行对话。在对话过程中，学生需要保持专注，倾听李先生的讲述，并给予适当的回应。

（4）学生需要注意李先生的情绪变化，并在必要时提供安慰和支持。

4. 反馈指导

此处案例主要考察的是倾听,过程中学生观察患者面部表情,给予合理的回答及肢体语言,如:安慰、握手、抚背、下蹲等。教师根据学生的表现,提供反馈和指导。

(二) 教学案例展示二

案例 3.2:患者周先生,70 岁。因心脏病住院治疗。周先生感到非常焦虑和恐惧,因为他担心自己的病情,同时也担心给家人带来负担。他的情绪波动很大,经常因为一些小事而感到沮丧。

1. 标准化患者扮演者需要准备的心理状态变化

标准化患者扮演者需要准备的心理状态变化,如孤独、焦虑、恐惧、情绪波动、恐惧、无助等,可能会出现的沟通语句如下,仅供教学参考。

关于焦虑和恐惧:"我真的很担心我的心脏病,我害怕我会突然发病。""我担心我的病情会影响我的家庭,他们已经为我付出太多了。"

关于情绪波动,可能会因为小事而感到沮丧:"我今天早上没有胃口,感觉自己什么都做不好。""我担心我再也不能像以前那样照顾自己,这让我感到很沮丧。"

关于对家人的担忧:"我真的很担心我的孩子们,他们都有自己的家庭和工作,我怕他们会因为照顾我而分心。""我担心我的病会给我的妻子带来太大的负担,她已经为我付出了很多。"

2. 教学目标

训练学生在护理过程中如何展现同理心,理解老年患者的情感需求;培养学生如何通过同理心与老年患者建立信任和关怀的关系。

3. 教学步骤

(1) 教师提前对学生标准化患者进行案例培训,要求学生标准化患者掌握案例中患者的心理状态、身体健康状态、躯体表现等,并与学生标准化患者进行模拟演练,及时纠正学生标准化患者在扮演中的角色偏差。

（2）教师向学生介绍周先生的基本情况，包括年龄、健康状况、心理状态和家庭背景。

（3）学生扮演护理人员，与学生标准化患者扮演的周先生进行对话。在对话过程中，学生需要展现出对周先生的同理心，理解他的孤独和无助感。

（4）学生需要注意周先生的情绪变化，并在必要时提供安慰和支持。

4. 反馈指导

学生通过倾听和理解周先生的感受，展现出同理心，并给予适当的安慰和支持。

在倾听与理解上可以说："周先生，我理解您现在的心情，感到孤独和无助是很正常的。我会一直在这里陪伴您，和您聊天。"或者"周先生，我能理解您现在的心情一定很复杂。心脏病可能让您感到不安，担心自己的健康和家人的感受。我完全能理解您的担忧。心脏病确实是一个严重的健康问题，但我相信通过我们的合作和适当的治疗，您的病情可以得到控制。"

在提供信息与支持上可以说："我会向您详细解释您的病情和治疗方案，这样您就能更好地了解自己的情况，并参与到治疗中来。"

在鼓励与安慰上可以说："您不是一个人在战斗。您的家人和医生团队都在支持您，我们都会帮助您渡过这个难关。"

教师观察学生的表现，并提供反馈和指导。以上详细讲解为学生扮演护理人员的表现及同理心的应用，无固定模式及答案。

（三）教学案例展示三

案例3.3：患者刘爷爷，82岁。患有糖尿病和高血压，需要每天按时服用多种药物。由于记忆力下降，他经常忘记药物的剂量和服用时间。其家人很担心他的健康状况，因为他们无法确保刘爷爷一直正确地遵循医嘱。

1. 标准化患者扮演者需要准备的心理状态变化

标准化患者扮演者需要准备的心理状态变化，如担忧、困惑、无助等，可能会出现的沟通语句如下，仅供教学参考。

关于担忧："我担心自己忘记吃药，那该怎么办？""我害怕因为我忘了吃药，我的病情会恶化。"

关于困惑："我每天都要吃这么多药，我实在记不住每种药的剂量和时间。""我有时候会分不清哪种药是早上吃的，哪种是晚上吃的。"

关于无助："我觉得自己像个小孩，需要别人照顾。""我以前总是能照顾好自己，现在却要别人帮我记住吃药。"

2. 教学目标

训练学生在护理过程中如何清晰、准确地传达信息，确保老年患者能够理解和遵循指导；培养学生如何使用简单、直接的语言和适当的沟通策略，以帮助老年患者更好地理解信息。

3. 教学步骤

（1）教师提前对学生标准化患者进行案例培训，要求学生标准化患者掌握案例中患者的心理状态、身体健康状态、躯体表现等，并与学生标准化患者进行模拟演练，及时纠正学生标准化患者在扮演中的角色偏差。

（2）教师向学生介绍刘爷爷的基本情况，包括他的年龄、健康状况、心理状态和家庭背景。

（3）学生扮演护理人员，与学生标准化患者扮演的刘爷爷进行对话。在对话过程中，学生需要清晰、准确地传达关于药物剂量和服用时间的信息。

（4）学生需要注意刘爷爷的理解程度，并在必要时提供视觉辅助，如药物清单或服药时间表。

4. 反馈指导

学生可根据情景的需要，进行如下交流。

解释药物的重要性："刘爷爷，这些药物对于控制您的糖尿病和高血压非常重要。它们可以帮助您的身体感觉更舒适，减少并发症的风险。"

提供服药指导："您需要每天早上和晚上各服用一次药，早上在早餐后服用，晚上在晚餐后服用。"

使用视觉辅助:"为了帮助您记住,我会给您一张卡片,上面写明了每种药物的名称、剂量和服用时间。"

重复信息:"我再重复一遍,您需要在早餐后和晚餐后各服用一次药。"

鼓励家人参与:"我会和您的家人沟通,他们可以帮助您记住服用药物的时间。"

询问是否理解:"您能对我再复述一次这些药怎么吃吗?"或者"您明白了吗?如果还有疑问,随时问我。"

提供反馈:"如果您觉得这个方法有用,请告诉我,我们可以继续使用它。如果您觉得不舒服或有其他问题,请告诉我,我们一起找到更好的解决方案。"

教师观察学生的表现,并提供反馈和指导。以上详细讲解为学生扮演护理人员的表现及同理心的应用,无固定模式及答案。

(四)教学案例展示四

案例3.4:患者李爷爷,90岁。他出生在中国的一个传统文化家庭。李爷爷信仰佛教,并且非常注重传统节日和习俗。他的家人经常聚在一起庆祝中国的传统节日,如春节和中秋节。

1. 标准化患者扮演者需要准备的心理状态变化

标准化患者扮演者需要准备的心理状态,如自豪和忠诚、对习俗和信仰的重视,可能会出现的沟通语句如下,仅供教学参考。

关于自豪和忠诚的心理状态:"我出生在中国的一个传统文化家庭,我非常自豪能够传承和弘扬我们的文化。"

关于对习俗和信仰的重视:"我非常注重春节和中秋节这些传统节日,因为它们是我们文化的重要组成部分。""我信仰佛教,我相信通过冥想和祈祷,我可以保持内心的平静和平和。"

2. 教学目标

训练学生在护理过程中如何展现文化敏感性,尊重老年患者的信仰和习俗;培养学生如何通过文化敏感性与老年患者建立信任和关怀的关系。

3. 教学步骤

（1）教师提前对学生标准化患者进行案例培训，要求学生标准化患者掌握案例中患者的心理状态、身体健康状态、躯体表现等，并与学生标准化患者进行模拟演练，及时纠正学生标准化患者在扮演中的角色偏差。

（2）教师向学生介绍李爷爷的基本情况，包括他的年龄、健康状况、心理状态和家庭背景。

（3）学生扮演护理人员，与标准化患者扮演的李爷爷进行对话。在对话过程中，学生需要展现出对李爷爷的文化背景的理解和尊重。

（4）学生需要注意李爷爷的文化需求，并在必要时提供相应的支持。

4. 反馈指导

在开始护理之前，学生与患者进行交谈，了解他们的文化背景、信仰和习俗。如果患者有宗教信仰，则需了解他们是否遵循素食主义或特定的宗教习俗。例如：

"您好，李爷爷，我是您的责任护士，叫我小王就行了，在开始护理之前，我想了解一下您的文化背景、信仰和习俗，以便更好地为您提供护理服务。"

"我会尊重您的信仰和习俗，并在护理过程中考虑这一点。您是否有特定的饮食禁忌或偏好？"

"好的，李爷爷。我会确保您的饮食符合您的素食习惯，并提供您喜欢的食物。如果您有任何其他的需求或偏好，请随时告诉我。"

"李爷爷，由于您有每天祈祷的习惯，我会确保您的护理计划不会干扰您的祈祷时间。尽量在您祈祷前或祈祷后进行护理工作。如果您需要任何帮助或支持，请随时告诉我。"

教师观察学生的表现，并提供反馈和指导。以上详细讲解为学生扮演护理人员的表现及文化敏感性的应用，无固定模式及答案。

（五）教学案例展示五

案例 3.5：患者赵爷爷，85 岁。他因中风导致左侧肢体瘫痪，并伴有认知障碍，因此与他人的沟通存在困难。而他经常因沟通障碍而感到沮丧和孤独，其家人担心他的心理健康。（案例中还可进行相应调整，如赵爷爷的听力下降或者视力受到影响等。）

1. 标准化患者扮演者需要准备的心理状态变化

标准化患者扮演者需要准备的日常状态，包括偏瘫的躯体障碍、认知障碍、听力下降、视力下降甚至沟通障碍等。（此处不一一赘述，老师可结合自身编辑案例进行标准化患者培训。）

2. 教学目标

训练学生如何在护理过程中应对老年患者的沟通障碍；培养学生如何使用辅助沟通工具和策略，以帮助老年患者更好地表达自己的需求。

3. 教学步骤

（1）教师提前对学生标准化患者进行案例培训，要求学生标准化患者掌握案例中患者的心理状态、身体健康状态、躯体表现等，并与学生标准化患者进行模拟演练，及时纠正学生标准化患者在扮演中的角色偏差。

（2）教师向学生介绍赵爷爷的基本情况，包括他的年龄、健康状况、心理状态和家庭背景。

（3）学生扮演护理人员，与标准化患者扮演的赵爷爷进行对话。在对话过程中，学生需要使用辅助沟通工具，如放大镜、沟通板或手势，以及调整沟通方式以适应赵爷爷的具体需求。

（4）学生需要注意赵爷爷的理解程度，并在必要时提供额外的支持。

4. 反馈指导

学生可根据情景的需要，进行如下交流：

"赵爷爷，我这样说话的声音你能听到吗？如果还是听不清的话我写在写字板上好吗？"

"写字板上的字太小了看不清呀？那我写大一些好吗？"

"药物说明书上的字太小了看不清呀？我一会帮您准备一个放大镜好吗？"

教师观察学生的表现，并提供反馈和指导。以上详细讲解为学生扮演护理人员的表现及对沟通障碍如听力、视力障碍的应用，无固定模式及答案，需要学生在沟通过程中结合自身面部表情和肢体语言，降低沟通的障碍。

第二节　老年人的健康评估

中国老年人身体健康评估主要依据《中国健康老年人标准》（WS/T 802—2022）。该标准是由国家卫生健康委发布，适用于 60 周岁及以上的老年人，自 2023 年 3 月 1 日正式实施。评估的内容主要包括三个维度：躯体健康、心理健康、社会健康。

一、老年人健康评估常用的方法

在老年人健康管理的过程中，进行健康评估是一个多维度、综合性的过程，科学且全面的评估至关重要。为了确保评估的准确性和有效性，采用了多种方法，主要包括交谈、观察、体格检查、阅读和测试等。

（一）交谈（Interview）

交谈是健康评估中最基本的方法之一，也是健康评估的起点，它通过面对面的沟通，让评估者能够直接聆听老年人的心声。在这一过程中，通过与老年人的深入交流，评估者不仅可以了解老年人的病史、生活习惯、心理状态、社会关系等多方面的信息，还建立了信任，为后续评估奠定了基础。

1. 开放式问题

通过询问老年人日常生活、健康状况变化等，鼓励他们自由表达自己的感受和经历。比如："您能和我分享一下您一天通常是如何度过的吗？""在您的日常生活中，有哪些活动是您特别喜欢的？""您在日常生活中遇到过哪些困难或挑战？""您最近有没有感觉到身体上的任何变化？""您有没有注意到自己的睡眠质量或饮食习惯有什么改变？""您近期有没有经历任何情绪上的波动？"在询问时，注意合理进行诱导式提问，正确的诱导提问旨在引导对话的方向，确保问题的中立性、敏感性和开放性，使回答者倾向于给出特定的答案或透露更多的信息，又如："我注意到您的饮食习惯似乎有所改变，是不是有什么特别的原因让您选择这样的饮食？"

2. 封闭式问题

封闭式问题在于获取具体信息，如是否有特定的疾病、服药情况等。与开放式问题不同，封闭式问题通常只需要回答者提供"是"或"否"的简单回应，或者是从预设的几个选项中选择一个答案。比如："您是否曾被医生诊断患有心脏病？""您是否有糖尿病史？""您是否每天吸烟？""最近一个月内，您是否有跌倒的经历？"封闭式问题虽然能够高效地获取信息，但它们不适合单独使用，而是应与开放式问题结合，以便更深入地探讨相关话题。

值得注意的是，在提问过程中，应进行病史采集，详细记录老年人的疾病史、手术史、药物过敏史等。并在交谈过程中，提供情感上的支持和鼓励，帮助老年人建立信任感。

（二）观察（Observation）

观察是通过直接观察老年人的行为、表情、步态等来获取信息。在使用观察方法时，评估者需要保持敏感性和同理心，确保老年人感到舒适和被尊重。通过观察，获取老年人健康状况的直观信息，有利于帮助发现其潜在的健康问题或生活障碍，从而为其提供针对性的干预和指导。

1. 行为观察

观察老年人的日常活动能力，如穿衣、进食、行走等。在穿衣方面，观察老年人是否能够独立完成穿衣过程，包括选择合适的衣物、穿戴衣物以及整理衣物；是否需要辅助设备或帮助来完成穿衣过程；评估老年人穿衣过程中是否表现出协调性和平衡性问题。在进食方面，观察老年人是否能够独立完成进食过程,包括准备食物、使用餐具、咀嚼和吞咽食物;是否需要辅助设备或帮助来完成进食过程;在进食过程中是否表现出协调性和平衡性问题。在行走能力方面,观察老年人是否能够独立完成行走过程,包括站立、迈步、保持平衡和转弯;是否需要辅助设备或帮助来完成行走过程,如使用拐杖、助行器等;行走过程中是否表现出协调性和平衡性问题。

2. 情绪观察

通过观察老年人的情绪变化,如是否经常表现出焦虑、抑郁等,评估者能够了解他们的心理状态和情感需求。观察老年人是否经常表现出这些负面情绪,可以通过他们的面部表情、肢体语言和言语表达来判断。如观察面部表情时,焦虑或抑郁的人可能会避免眼神接触,或者他们的眼神可能显得空洞或无神;经常皱眉可能是焦虑或担忧的迹象;紧闭的嘴唇可能表明紧张或不安,而嘴角下垂可能与抑郁情绪相关;微笑的频率和深度可以反映一个人的情绪状态,频繁的微笑可能表明积极情绪,而微笑的缺失可能与抑郁或悲伤有关。观察肢体语言时,身体姿态包括紧握双手、身体紧绷或双脚交叉。颤抖的手或频繁的摩擦动作可能是焦虑的迹象;频繁的脚步移动或不安地摆动脚可能是紧张或不安的表现;保持距离或频繁变换位置可能表明情感上的疏远或不安。

3. 交流观察

通过观察老年人与他人的交流方式和反应,可以了解老年人的社交能力和情感状态,评估其社交能力。在使用交流观察方法时,评估者需要保持敏感性和同理心。在交流方式的观察方面,观察老年人与家人、朋友或医护人员的交流方式,了解他们是否能够顺畅地表达自己的需求和感受;注意老年人是否愿意与他人交流,以及他们在交流过程中的互动程度;评估老年人是否能够理解他人的言语和肢体语言,以及他们是否能够有效地回应他人的交流。在反应的观察方面,观察老年人对他人言语和行为的反应,了解他们的情绪和态度;注意老年人是否经常表现出负面情绪,如愤怒、沮丧或悲伤；评估老年人是否能够积极地参与社交活动，如参加聚会、聊天或分享经历。在社交能力的评估方面，评估老年人的社交能力，包括沟通能力、情感表达能力和社交互动能力；了解老年人是否能够建立和维护社交关系，以及他们是否能够在社交环境中感到舒适和自信；评估老年人是否需要额外的社交支持，如参加社交活动、加入兴趣小组或寻求专业帮助等。

4. 生活环境观察

观察老年人生活环境评估其居住环境是否安全、整洁，是否有利于健康。在居住环境的安全性方面，评估老年人居住环境是否存在安全隐患，如电线裸露、地面湿滑、家具摆放不当等；注意老年人是否能够安全地进出家门，如门把手是否易于操作，是否有无障碍通道等；评估老年人居住环境是否存在安全隐患，如火灾、煤气泄漏等。在居住环境的整洁性方面，观察老年人居住环境的卫生状况，如地面是否干净、家具是否整洁、物品是否摆放有序等；注意老年人是否能够保持居住环境的整洁，如是否定期打扫卫生、整理物品等；评估老年人居住环境的整洁程度，以及他们对居住环境的态度和习惯。在居住环境的健康性方面，评估老年人居住环境是否有利于他们的健康，如是否提供充足的阳光、通风和新鲜空气；注意老年人是否能够享受到舒适的居住环境，如温度适宜、噪音控制等；评估老年人居住环境是否有利于他们的身心健康，如是否有足够的休息空间、休闲设施等。

（三）体格检查（Physical Examination）

体格检查是对老年人进行全面身体检查的过程。具体包括以下几点：

1. 生命体征

测量血压、心率、呼吸频率、体温等。

2. 器官检查

检查心脏、肺部、肝脏、肾脏等器官的功能。

3. 神经系统检查

评估老年人的反射、肌力、协调性等。

4. 皮肤检查

观察皮肤是否有损伤、溃疡、色素沉着等异常。

（四）阅读（Review）

阅读相关的医疗记录和报告，以获取更全面的信息。具体包括以下几点：

1. 病历资料

阅读老年人的病历、体检报告、治疗记录等。

2. 药物清单

了解老年人正在使用的药物，包括处方药和非处方药。

3. 家庭支持情况

了解家庭成员对老年人的支持程度和方式。

（五）测试（Testing）

通过一系列的测试来评估老年人的生理和心理功能。具体包括以下几点：

1. 实验室检测

进行血液、尿液、生化等实验室检查。

2. 心理评估

使用量表如老年抑郁量表（GDS）、简易智能状态检查（MMSE）等。

3. 功能测试

如日常生活活动能力量表（ADL）、工具性日常生活活动能力量表

（IADL）等。

4. 影像学检查

通过 X 光、CT、MRI 等检查了解老年人的内部器官状况。

二、老年人躯体健康评估

在老年人健康评估中，躯体健康评估是一个核心环节，其目的是全面了解老年人的身体功能、器官状态以及潜在的健康风险，并为老年人提供针对性的健康管理建议，如饮食调整、运动指导、药物干预等，以提高他们的生活质量和健康水平。这对于预防疾病、降低疾病风险具有重要意义，更有助于老年人更好地应对老龄化带来的挑战。

老年人躯体健康评估的内容通常包括以下几个方面：

（一）生命体征

生命体征的评估主要包括血压、脉搏、呼吸、体温。

血压：评估是否存在高血压或低血压。

脉搏：评估心率是否正常，有无心动过速或心动过缓。

呼吸：评估呼吸频率和深度，有无呼吸困难。

体温：评估体温是否正常。

（二）神经系统

感觉：评估触觉、痛觉、温度觉等感觉功能。

运动：评估肌肉力量、协调性和运动范围。

反射：评估腱反射、病理反射等。

认知：评估记忆力、注意力和执行功能。

（三）运动功能

步态：评估行走的稳定性、速度和协调性。

平衡：评估站立和行走时的平衡能力。

协调：评估手眼协调、身体协调等。

（四）肌肉骨骼系统

肌肉力量：评估握力、臂力等肌肉力量。
关节活动度：评估关节的灵活性和活动范围。
骨质疏松：评估骨密度和骨折风险。

（五）感官功能

视力：评估视力水平，是否存在视力障碍。
听力：评估听力水平，是否存在听力障碍。
嗅觉：评估嗅觉功能，是否存在嗅觉减退。
味觉：评估味觉功能，是否存在味觉异常。

（六）皮肤与营养状况

皮肤：评估皮肤颜色、弹性、有无皮疹等。
营养：评估体重、身高、皮褶厚度等营养状况。

（七）实验室检查

血液检查：评估血红蛋白、血小板、白细胞等指标。
尿液检查：评估尿液颜色、尿蛋白、尿糖等指标。
生化检查：评估肝功能、肾功能、血脂、血糖等指标。

（八）影像学检查

X光：评估骨骼、关节、肺部等结构。
CT扫描：评估头颅、胸部、腹部等部位的内部结构。
MRI：评估脑部、脊柱、关节等部位的内部结构。

三、老年人功能状态评估

老年人功能状态评估是一个全面的过程，旨在评估老年人完成日常生活活动的能力，以及他们参与社会活动和社区生活的能力。主要包括日常生活活动能力评估、功能性日常生活能力评估及高级日常生活能力评估。

（一）日常生活活动能力

日常生活活动能力（Activities of Daily Living, ADLs）是指一个人在日常生活中必须执行的基本活动，这些活动对于保持其独立性和生活质量至关重要。通常指的是以下几个方面的活动。

进食：评估是否能独立准备食物、选择食物、使用餐具和进食。

穿衣：评估老年人是否能独立穿脱衣物，包括脱衣、穿衣、整理衣物的过程。

洗澡：评估是否能独立完成洗澡过程，包括进入和离开浴缸、使用洗发水、沐浴露、洗浴用品等。

移动：评估是否能独立从床上转移到椅子或轮椅上，包括从床上坐起、站立、移动到椅子或轮椅上的过程。

大小便控制：使用厕所、处理卫生纸和清洗个人卫生用品。

行走：评估行走速度、稳定性和耐力，包括站立、行走、转弯、上下楼梯等过程。

（二）功能性日常生活能力

功能性日常生活能力（Instrumental Activities of Daily Living，IADLs）是指那些比基本日常生活活动更为复杂的活动，包括一系列更高级别的任务。通常包括以下几个方面：

1. 家务管理

购物：购买食物、杂货和其他日常用品。

烹饪：准备食物和烧煮食物。

清洁：打扫房屋、清洁家具和地板。

洗衣：洗涤、晾晒和折叠衣物。

2. 财务管理

支付账单：管理个人财务，包括账单支付和预算。

银行事务：管理银行账户，如存款、取款和转账。

3. 通　讯

使用电话：拨打电话、接听电话、发送短信。

使用电子设备：操作计算机、平板电脑或智能手机。

4. 交　通

使用交通工具：驾驶汽车或骑自行车。

管理交通：规划路线、导航和遵守交通规则。

5. 自我照顾

药物管理：记住和服用药物。

个人健康：进行健康检查、预约医生。

6. 社区参与

社交活动：参加社交聚会、兴趣小组。

志愿服务：参与社区服务或志愿工作。

此外，随着智能手机的普及以及新功能的出现，如微信支付、视频、网购等也给老年人带来了巨大的挑战。

（三）高级日常生活能力

高级日常生活活动（Advanced Activities of Daily Living, AADLs）可以理解为在基本日常生活活动基础上，需要更高层次技能和独立性的活动。对于老年人来说，这些活动可能会随着年龄的增长而变得更加困难，因此可能需要额外的支持和辅助技术来维持他们的生活质量。这些活动通常包括以下几个方面：个人护理，如遵循特定的口腔护理计划，使用药物漱口水、口腔喷雾剂等；家务活动，如烹饪复杂的餐点、修剪复杂的植物形状和造型等；财务规划和管理，如投资决策、税务规划；复杂的通讯技术、计算机操作、高级的社交媒体使用，如使用软件进行多人在线会议，包括屏幕共享、会议录制、虚拟背景等功能，在社交媒体平台上进行内容创作和社交媒体营销等；交通技能，如驾驶复杂的交通工具、使用高级的导航技能；健康管理，如复杂的药物管理、高级的自我监测技能；社区参与，如参与复杂的社区活动，策划社区文化节庆典、文化展览、艺术表演或组织大型社区集会，需要协调场地、活动安排和参与等。

（四）常用功能状态评估量表

在进行日常生活能力（ADLs）评估时，常用的量表包括以下几种（详见附录）：

1. Katz 指数（Katz Index of Independence in ADLs）

Katz 指数用于评估基本的日常生活活动，包括洗澡、穿衣、上厕所、转移、进食和控制大小便（见附录量表 1）。

2. Barthel 指数（Barthel Index）

Barthel 指数是一个广泛使用的量表，评估 10 项日常生活活动，包括个人卫生、穿衣、移动、上下楼梯、洗澡、进食、大便控制、小便控制、用厕和床椅转移（见附录量表 2）。

3. PULSES 量表

PULSES 量表用于评估老年人的保护性服务需求，包括 6 个方面：经济状况、居住环境、社会支持、法律问题、教育需求和健康（见附录量表 3）。

4. Lawton 量表（Lawton Instrumental Activities of Daily Living Scale, IADLs）

Lawton 量表用于评估工具性日常生活活动，包括使用电话、购物、准备饭菜、家务、服药、财务管理和外出旅行（见附录量表 4）。

5. 快速残疾评估量表（Rapid Disability Rating Scale, RDRS）

快速残疾评估量表用于快速评估个体的残疾水平，包括基本 ADLs 和工具性 ADLs（见附录量表 5）。

6. 功能独立性量表（Functional Independence Measure, FIM）

功能独立性量表是一个多维度的评估工具，用于评估患者的日常生活能力、认知能力和社交技能（见附录量表 6）。

7. 修订的 Kenny 自理评估（Revised Kenny Self-Care Evaluation）

修订的 Kenny 自理评估在于评估个体在自我照顾方面的能力，包括基本的自我照顾技能和更复杂的自我管理技能。

8. 老年抑郁量表（Geriatric Depression Scale, GDS）

老年抑郁量表虽然主要用于评估老年人的抑郁症状，但也可以用来评估可能影响日常生活能力的情绪状态（见附录量表 7）。

9. 认知能力筛查测试

认知能力筛查测试如简易精神状态检查（Mini-Mental State Examination, MMSE）等，评估认知功能，间接反映日常生活能力（见附录量表 8）。

四、老年人心理健康评估

在现代社会，随着人口老龄化的加剧，老年人心理健康问题日益凸显，其心理健康问题常常被忽视。而心理健康评估有助于早期识别问题，从而可以及时进行干预，防止问题的恶化，是处理老年人心理问题的关键步骤。通过有效的心理健康支持，老年人可以维持更好的生活质量和独立性，减少对家庭和社会的依赖。这对于维护老年人的整体健康至关重要。

（一）老年人的常见情绪问题

老年人的常见情绪问题包括抑郁、焦虑和孤独。

1. 抑　郁

老年期抑郁是一种常见的情绪障碍，是由多种因素引起的。如荷尔蒙水平的改变、脑部功能的变化等可能会影响情绪调节；亲人去世、退休或搬迁可能会导致孤独和抑郁；慢性疾病，如心脏病、糖尿病等，可能会带来身体上的痛苦和限制，从而增加抑郁的风险。抑郁常见表现如下。

（1）持续的悲伤：老年期抑郁患者可能会持续感到悲伤和绝望，这种情绪可能的症状包括情绪低落、睡眠问题、疲劳、注意力不集中等，会持续数周或数月，严重影响到他们的日常生活。

（2）失去兴趣：患者可能会失去对以前喜欢活动的兴趣，如社交、运动、爱好等，导致他们与社会的联系减少，进一步加剧孤独和抑郁。

（3）睡眠问题：老年期抑郁患者可能会经历睡眠障碍，如失眠、早醒或过度睡眠。这些睡眠问题可能会进一步加剧疲劳和情绪低落。

（4）疲劳：患者可能会感到持续的疲劳和精力不足，即使休息后也无法恢复。这种疲劳感可能会影响到他们的日常生活和工作能力。

（5）注意力不集中：老年期抑郁患者可能会发现注意力难以集中，导致他们在日常生活中遇到更多困难，如记忆问题、决策困难等。

2. 焦 虑

老年期焦虑可能表现为对日常事务的过度担忧、紧张、易怒和睡眠障碍等。具体表现如下。

（1）对日常事务的过度担忧：老年期焦虑患者可能会对日常生活中的小事过度担忧，这种担忧可能源于对未来的不确定性或对健康问题的担忧。例如，他们可能会担心自己的健康状况、经济状况或子女的问题。这种担忧将导致他们难以放松和享受生活。

（2）紧张：患者感到紧张和不安，这种紧张可能表现为肌肉紧张、心跳加快、出汗等身体反应。他们可能会对即将到来的事件感到紧张，或者在没有任何明显原因的情况下感到紧张。这种紧张则可能会导致他们难以集中注意力，影响日常生活。

（3）易怒：焦虑可能会导致患者情绪波动，表现为易怒和烦躁。他们容易对小事发火，或者对家人和朋友的态度变得恶劣。而这种易怒又会导致人际关系紧张，进一步加剧患者焦虑。

（4）睡眠障碍：老年期焦虑患者可能会经历睡眠障碍，如失眠、早醒或过度睡眠。睡眠问题可能会导致他们感到疲劳和注意力不集中，进一步影响他们的日常生活。

3. 孤　独

孤独感是老年人常见的情绪问题，可能导致社交隔离、心理健康问题和生活质量下降。孤独感的成因多种多样，涉及社会、健康和心理等多个方面。在这些因素的共同作用下，老年人与社会的联系减少，从而产生孤独感。

在社会变化方面，退休、亲人离世、子女独立生活等因素可能导致老年人与社会的联系减少，从而产生孤独感。退休后，老年人失去与同事的日常交往和工作带来的社会联系，这可能导致他们感到孤独和孤立；亲人的离世是一个重大的情感打击，失去了重要的情感支持易使老年人感到孤独和悲伤；随着子女长大成人并独立生活，老年人可能会感到与家庭的联系减少，这也易使他们感到孤独。

在健康状况方面，随着年龄的增长，老年人面临多种健康问题，这些问题可能限制他们的活动能力，使他们难以参与社交活动，从而产生孤独感。

在心理因素方面，老年人可能因为自我认知的变化、对死亡的恐惧或对未来的担忧而感到孤独。

（二）常用心理健康评估量表

1. 汉密尔顿焦虑量表（HAMA）

HAMA 由 Hamilton 于 1959 年编制，是精神科临床中常用的量表之一。HAMA 总分能较好地反映焦虑症状的严重程度，可以用来评价焦虑和抑郁障碍患者焦虑症状的严重程度和对各种药物、心理干预效果的评估。评分说明为：总分≥21 分，肯定有明显焦虑；总分≥14 分，肯定有焦虑；总分≥7 分，可能有焦虑；总分＜7 分，没有焦虑症状（见附录量表 9）。

2. 焦虑自评量表（SAS）

SAS 由 William W. K. Zung 于 1971 年编制，包含 20 个反映焦虑主观感受的项目。每个项目按症状出现的频度分为四级评分。该量表适用于具有焦虑症状的成年人，主要用于疗效评估，不能用于诊断。量表的评分标准为"1"表示没有或很少时间有；"2"是小部分时间有；"3"是相当多时间有；"4"是绝大部分或全部时间都有。评定的时间范围是自评者过去一周的实际感觉（见附录量表10）。

3. 状态-特质焦虑问卷（State-Trait Anxiety Inventory, STAI）

STAI 是由 Charles Spielberger 于 1977 年编制，并于 1983 年修订的一种自我评价问卷。STAI 包括两个分量表，第一部分 20 个项目用于评定状态焦虑，要求受试者根据"此时此刻"或"现在"的感觉评分；第二部分 20 个项目用于评定特质焦虑，要求受试者根据"一直以来"或"平时"的情况评分。每个项目都有 4 个选项，分别表示完全没有、有些、中等程度和非常明显，受试者根据自己的体验选择最合适的分值。状态焦虑量表（S-AI）和特质焦虑量表（T-AI）的计分方法分别为：S-AI 采用 1~4 级评分（1-完全没有，2-有些，3-中等程度，4-非常明显）；T-AI 采用 1~4 级评分（1-几乎没有，2-有些，3-经常，4-几乎总是如此）。受试者根据自己的体验选择最合适的分值，分别计算 S-AI 和 T-AI 量表的累加分，最小值 20，最大值为 80，分数反映状态或特质焦虑的程度，分值越高，说明焦虑程度越重（见附录量表11）。

4. 贝克焦虑量表（Beck Anxiety Inventory, BAI）

BAI 是由美国临床心理学家 A. T. 贝克等于 1988 年编制的一种自评量表。这个量表包含 21 个项目，用于评定受试者被多种焦虑症状烦扰的程度，采用 4 级评分方法。评分标准为"1"表示无；"2"表示轻度，无多大烦扰；"3"表示中度，感到不适但尚能忍受；"4"表示重度，只能勉强忍受。BAI 适用于具有焦虑症状的成年人，在心理门诊、精神科门诊或住院病人中均可应用。量表的使用方法是让受试者将 21 项自评分数相加后得到粗分，再使用公式 $Y = INT(1.19x)$ 取整，将粗分转换为标准分。一般将 $BAI \geq 45$ 作为焦虑阳性的判断标准（见附录量表12）。

5. 简短形式的老年焦虑量表（Geriatric Anxiety Scale-10, GAS-10）

GAS-10 是由意大利研究人员 Leonardo Carlucci, Matteo Balestrieri,

Elisa Maso、Alessia Marini、Nadia Conte 和 Michela Balsamo 共同开发的，于 2021 年 6 月 30 日发表于 *BMC Geriatrics* 期刊上。它包含 10 个题目，涵盖常见的焦虑或压力症状，要求受测者在过去一周内（包括今天）对这些症状的出现频率进行评估。GAS-10 的总分是通过将这 10 个题目的得分相加得到的，每个题目的得分范围是 0 到 3 分。根据得分，可以对受测者的焦虑程度进行分类，总分在 0 到 9 分之间为轻度焦虑，总分在 10 到 19 分之间为中度焦虑，总分在 20 分以上为重度焦虑（见附录量表 13）。

6. 汉密尔顿抑郁量表（HAMD）

HAMD 由 Hamilton 于 1960 年开发，是一种他评量表，用于评定抑郁症患者躯体和精神症状的临床访谈问卷。HAMD 包括 17 项、21 项和 24 项三个版本，用于评估抑郁症患者的症状严重程度和治疗性改变。HAMD 的评分标准分为五个等级，分别是：无（0 分）、轻度（1 分）、中度（2 分）、重度（3 分）和极重度（4 分）。部分项目采用 0～2 分的三个等级评分法，其分级的标准为：无（0 分）、轻至中度（1 分）、重度（2 分）。HAMD 的总分能够较好地反映疾病的严重程度，也能很好地衡量治疗效果。总分＜7 分，为正常；总分在 7～17 分，可能有抑郁症；总分在 17～24 分，肯定有抑郁症；总分＞24 分，严重抑郁症（见附录量表 14）。

7. 贝克抑郁自评量表（Beck Depression Inventory，BDI）

BDI 是由美国临床心理学家 A. T. 贝克于 20 世纪 60 年代编制的抑郁自评量表。这个量表的目的是评测抑郁程度，包括 21 个或 13 个项目，每个项目都有 0 到 3 分的四级评分。评分标准为无该项症状（0 分），轻度（1 分），中度（2 分），严重（3 分）。BDI 的计分方法是将所有项目得分相加，得到总分。根据总分，可以判断抑郁症状的有无及其严重程度。具体来说：总分 0～4 分，基本上无抑郁症状；总分 5～7 分，轻度抑郁；总分 8～15 分，中度抑郁；总分 16 分及以上，严重抑郁（见附录量表 15）。

8. 抑郁自评量表（Self-Rating Depression Scale，SDS）

SDS 由美国杜克大学的 William W. K. Zung 于 1965 年编制，包含 20 个项目，评估内容包括情感症状、躯体症状等四个方面。每个项目由 4 个等级组成，即近一周没有或很少时间、少部分时间、相当多时间、绝大部分或全部时间。SDS 的计分方法是：

抑郁严重指数 = 粗分（各条目得分相加得到的总分）/80（最高总分）

根据抑郁严重指数可以判断病情的严重程度：无抑郁（抑郁严重指数 < 0.5），轻度抑郁（抑郁严重指数 0.5~0.59），中度抑郁（抑郁严重指数 0.6~0.69），重度抑郁（抑郁严重指数 0.7 以上）（见附录量表 16）。

9. 患者健康问卷抑郁量表（Patient Health Questionnaire-9, PHQ-9）

PHQ-9 是一种简短、易懂、容易计算的抑郁自评量表，用于辅助诊断抑郁症、评估病情严重程度以及对患者社会功能的评估。PHQ-9 的计分方式是将各个条目的得分加在一起即可得到总分，然后可根据总分的区间来确定抑郁水平。PHQ-9 包含 9 个条目，每个条目的评分标准如下：没有或很少时间（过去一周内，出现这类情况的日子不超过一天）记 0 分；有几天（过去一周内，有 1~3 天有过这类情况）记 1 分；相当多时间（过去一周内，4 天左右有过这类情况）记 2 分；几乎天天（过去一周内，有 5~7 天有过这类情况）记 3 分。根据总分的不同范围，可以确定抑郁水平：总分 0~4 分则无抑郁症状；总分 5~9 分为轻度抑郁；总分 10~14 分为中度抑郁；总分 15~19 分为中重度抑郁（见附录量表 17）。

10. 流调中心用抑郁量表（Center for Epidemiologic Studies Depression Scale, CES-D）

CES-D 是由 Radloff 于 1977 年编制的抑郁自评量表，主要用于评价当前抑郁症状的频度。这个量表共有 20 个条目，涵盖了抑郁情绪的多个方面，如抑郁心情、罪恶感和无价值感、无助与无望感、精神运动性迟滞、食欲丧失、睡眠障碍等。填表时，受试者需要说明最近一周内症状出现的频度，答案包括"偶尔或无（少于一天）""有时（1~2 天）""经常或一半时间（3~4 天）"和"大部分时间或持续（5~7 天）"。每个频度的赋值为 0~3 分，总分范围为 0~60 分，分数越高表示抑郁出现频度越高（见附录量表 18）。

五、老年人社会健康评估

老年人社会健康评估是一个全面的过程，旨在评估老年人的功能能力（详见第三章第二节）、健康（身体、认知和精神，除认知功能外余详见第三章第二节）及社会环境状态，具体包括角色功能、环境、文化与家庭等方面。

（一）角色功能评估

随着人口老龄化的加剧，老年人在社会中的角色越来越受到关注。老年角色不仅仅是年龄的标志，更是一种社会身份和责任的体现。对老年角色的功能进行评估，有助于我们理解老年人在社会生活中的地位、作用以及他们面临的挑战，避免角色功能障碍给老年人带来生理和心理的不良影响。在评估过程中重点观察老年患者有无角色认知及适应障碍。

1. 老年角色承担

老年角色承担是指个体进入老年期后，开始承担与老年相关的社会角色和责任。

（1）角色转变。随着年龄的增长，个体从工作角色转变为退休角色，从父母角色转变为祖父母角色。

（2）角色期望。社会对老年人的期望通常包括传授经验、维护家庭和谐、参与社区活动等。

（3）角色接受。老年人需要接受自己的新角色，并开始适应与老年生活相关的活动和承担相应的责任。

2. 老年角色认知

老年角色认知是指老年人对自身角色的理解和对老年期生活意义的认识。

（1）角色理解。老年人需要理解老年角色的社会意义，包括退休后的生活目标和社会期望。

（2）角色认同。老年人需要建立起对老年角色的认同感，认识到老年期仍然可以是有意义和有价值的阶段。

（3）角色学习。老年人可能需要学习如何适应新的角色，比如如何享受退休生活、如何保持健康等。

3. 老年角色适应

老年角色适应是指老年人在生活中如何调整自己的行为和态度，以应对老年期带来的变化。

（1）角色表现。老年人通过积极参与社会和家庭活动，展现出老年人的积极形象和作用。

（2）角色冲突。老年人可能会遇到角色冲突，如家庭责任与个人兴趣之间的矛盾，需要学会平衡和解决。

（3）角色创新。老年人在角色定位中保持创新与创造的活力，比如通过学习新技能、参与志愿服务等方式，为自己的生活增添新的内容和价值。

（二）环境评估

1. 物理环境

物理环境是指自然界和人造环境中影响人类活动的物质条件的总和。它包括自然形成的和人工建造的元素。老年人由于身体机能的逐渐衰退和生活方式的变化，他们的活动范围和需求与年轻人有所不同，体现在家庭环境、社区环境、商业环境、公共交通等场所，其中居家安全环境因素是评估的重点（见表3.1）。

表3.1 老年人居家安全环境关键评估内容

评估内容	评估要素
入口和出口	门宽是否足够，以便轮椅或助行器通过； 是否有台阶，是否需要安装斜坡或扶手； 门锁是否容易操作
室内布局	走廊和门厅是否宽敞，是否有过多的障碍物； 家具摆放是否合理，是否留有足够的空间供行动； 地毯或其他地面覆盖物是否固定，以防滑动
照明	室内照明是否充足，特别是在楼梯、走廊和浴室； 是否有方便的开关，床头是否设有夜灯

续表

评估内容	评估要素
卫生间	浴室是否有防滑地面,是否安装了扶手和防滑条; 浴缸或淋浴间是否配备了座椅或扶手; 厕所旁边是否安装了扶手
厨房	厨柜台面和橱柜是否便于老年人使用; 地面是否防滑,尤其是在水槽和炉灶附近; 常用物品是否放在容易够到的地方
卧室	床的高度是否适中,便于上下; 床边是否有呼叫系统或电话
楼梯和电梯	楼梯是否有扶手,踏步是否明显; 对于多层住宅,是否有电梯或楼梯升降椅
紧急情况应对	是否有明显的紧急出口指示; 是否安装了烟雾探测器、一氧化碳探测器和灭火器; 是否有紧急呼叫系统,如个人应急响应服务(PERS)
环境控制	是否有易于操作的温控装置; 是否有适当的通风,以保持空气新鲜
外部环境	走道和台阶是否平整,无裂缝或凸起; 是否有适当的照明,特别是在夜间; 是否有易于识别的地址标志

2. 社会环境

社会环境包括政治、经济、文化、科技、教育、生态、人口、治安、医疗和居住等方面,影响个体与社会群体发展。各种因素相互影响、相互作用,共同构成了人类社会的生存和发展环境。

(1)经济状况。

经济状况对老年人的健康有显著影响,年收入较高的老年人通常健康状况较好,经济困难的老年人健康状况较差。经济困难的老年人在维持健康方面面临着更多挑战,他们可能无法负担必要的医疗保健服务,导致疾病得不到及时治疗。经济压力还可能导致他们居住在条件较差的住房中，增加了健康风险。同时，经济困难的老年人可能不得不依赖便宜但营养价值较低的食物，这将导致营养不良和患慢性疾病的风险增加。作为评估者，可以通过以下方式来询问了解老年人的经济状况（见表 3.2，仅供参考，无固定标准答案）。

表 3.2　经济状况评估内容

评估内容	提问方式
收入情况	"您的年收入大概是多少？" "您是否有固定的收入来源，比如退休金或养老金？" "您是否有其他收入来源，比如投资回报、租金或子女的支持？"
支出情况	"您每个月的主要开支有哪些？" "您是否需要支付房租或房贷？" "您在医疗保健上的花费大概是多少？"
财务安全	"您是否有足够的储蓄来应对紧急情况？" "您是否有医疗保险，包括补充医疗保险？" "您是否有债务，如果有，大概有多少？"
生活成本	"您是否觉得自己的生活成本在增加？" "您是否有困难支付日常生活的费用，比如食物、水电费和交通费？" "您是否有资格获得任何政府援助或补贴？"
就业状况	"您目前是否还在工作？" "您的工作是否稳定，是否有足够的收入来维持生活？"
经济压力	"您是否经常担心自己的经济状况？" "经济问题是否影响了您的睡眠或饮食习惯？" "您是否因为经济原因而推迟了必要的医疗检查或治疗？"
社会支持	"您是否有家庭成员或朋友在经济上支持您？" "您是否知道有哪些社区资源可能对您有所帮助？"

（2）生活方式。

生活方式的评估是了解个体日常行为和习惯的一种方法，这对于识别健康风险、制定预防措施和改善生活质量非常重要。评估者可以通过交谈、观察等方式评估老年人饮食习惯、身体活动、睡眠模式、吸烟饮酒、压力管理、社交活动、休闲娱乐等方面的内容，如有不良生活方式，应进一步去了解是否对老年人带来影响。作为评估者，可以通过下列方式来对老年人的生活方式进行评估，以饮食和运动为例（见表3.3，仅供参考，无固定标准答案）。

表3.3 生活方式评估内容

评估内容		提问方式
饮食习惯	食物种类和摄入量	"您通常一天会吃几餐？" "您的早餐、午餐和晚餐通常包括哪些食物？" "您是否注意饮食中的蛋白质摄入？" "您是否每天都会吃蔬菜和水果？" "您是否经常吃全谷物和粗粮？"
	饮食习惯	"您是否每天定时进餐？" "您是否有时会因为忙碌而忘记吃饭？" "您是否有时会吃得过快或过多过少？" "您是否有时会因为情绪波动而饮食过量或不足？"
	营养均衡	"您是否注意饮食中的营养均衡？" "您是否知道哪些食物是高糖、高盐或高脂肪的？" "您是否知道哪些食物是低糖、低盐或低脂肪的？" "您是否知道哪些食物富含维生素和矿物质？"
身体活动	活动频率和强度	"您每周会进行几次体育活动？" "您每次活动会持续多长时间？" "您通常会进行多强的活动强度？"
	活动类型	"您通常会参与哪些类型的体育活动？" "您是否在户外或室内进行活动？"
	久坐行为	"您是否有固定的久坐习惯，比如长时间看电视？" "您是否尝试减少久坐时间？" "您是否知道久坐对健康的影响？"

（3）文化与家庭评估。

文化评估的目的是理解和尊重个体或群体的文化背景，以及这些文化背景如何影响他们的健康行为、生活方式、价值观和信念。进行文化评估可以提高医护人员的文化敏感性，使护理人员能够更好地理解和应对不同文化背景的患者，改善患者的健康结果。

家庭是老年人情感支持的主要来源，亲密的家庭关系和良好的家庭氛围可以减少孤独感和抑郁情绪，提高心理健康水平。其评估内容主要包含家庭成员的基本信息与关系，家庭结构、家庭压力等方面。常用评估量表有 APGAR 家庭功能评估表（见附录量表 19）、Procidano 和 Heller 的家庭支持量表，用于评估老年人的家庭支持情况（见附录量表 20）。

六、标准化患者案例应用

（一）肌力异常评估案例

案例 3.6：李大爷，75 岁，退休教师，退休后每天的生活相对规律。他喜欢阅读各种书籍、公园散步、参加社区活动等，以丰富自己的退休生活。最近，李大爷发现自己在提重物时感到吃力，尤其是提重物上楼时，感觉力不从心；走路也变得困难，有时会感到腿部酸痛，需要休息一段时间才能继续行走。家人注意到他的步伐变慢，有时甚至需要扶着墙或栏杆才能稳定站立。家人担心他的身体状况，带他去医院进行了全面检查。此案例重点对肌力异常进行评估。

1. 标准化患者扮演者需要准备的躯体状态变化

步伐缓慢，有时会出现站立不稳，肌力异常。该案例要求标准化患者熟悉肌力的分级及各级状态，以上肢为例。

0 级：完全瘫痪，无肌肉收缩，无关节活动。

要求标准化患者能演示上肢完全瘫痪，完全瘫痪，无法移动任何肢体或关节。

1 级：肌肉有收缩，但没有关节活动。

要求标准化患者能演示在瘫痪的肢体上可以看到肌肉的微小收缩，但肢体无法移动。(该项表演有难度,可适当降低标准。)

2级:肌肉收缩能引起关节活动,但不能克服重力。

要求标准化患者能演示在瘫痪的肢体上,肌肉收缩可以引起关节的轻微活动,但不能抬起肢体,可坐位或卧位表演。坐位时,要求评估者为标准化患者去除重力情况下,可以有关节活动,如评估者用双手抬起标准化患者的上肢后,标准化患者可做左右平移动作;卧位时,标准化患者的患肢体不能抬离床面,但可以在床面左右平移。

3级:肌肉收缩能引起关节活动,能克服重力,但不能对抗外来的阻力。

要求标准化患者能演示在瘫痪的肢体上,肌肉收缩可以抬起肢体,但不能抵抗外来阻力。患侧肢体能自主抬起,评估者给予轻微阻力,如在抬起的患肢上方稍向下压,患肢便不能对抗。

4级:肌肉收缩能引起关节活动,能克服重力,也能对抗一定的外来阻力。

要求标准化患者能演示在瘫痪的肢体上,肌肉收缩可以抬起肢体,并抵抗轻微的外来阻力。患侧肢体能自主抬起,评估者给予轻微阻力,如在抬起的患肢上方稍向下压,患肢依然能对抗抬起,但施加的压力过大,患肢便不能对抗。

5级:为正常肌力。

要求标准化患者能演示肌肉收缩能引起关节活动,能克服重力,也能对抗足够的外来阻力。

在此过程中,由于标准化患者表现能力及参与评估的学生理解能力有限,对"轻微阻力"的理解和表现存在差异,可在实操过程中让标准化患者加上语言的辅助来完成该项肌力评定测试。如在展现4级肌力时,标准化患者可以适当地给予评估者提示:"你轻轻地压上来还能抬起手臂,但是一使劲,我就不行了,抬不起来。"在该操作中,评估者可以是单人,也可以是小组。

2. 教学目标

(1)思政目标。培养学生的人文关怀意识及团队协作精神;培养学生与老年人进行有效沟通的能力,包括倾听、询问和解释,确保评估过程中的信息交流。

（2）技能目标。提高学生进行肌力评定的操作技能，包括正确使用测试工具和进行测试程序；增强学生在实际环境中应用肌力评定技术的信心和能力，如在标准化患者演练中进行准确的肌力测试和评估。

（3）知识目标。使学生掌握肌力评定的基本原理和方法，理解不同肌力分级及其对应的状态；增加学生对老年人群特殊需求的了解，包括营养不良、缺乏运动等可能导致肌力异常的因素；使学生能够将肌力评定结果应用于制定个性化的运动和康复计划，识别异常情况并确定干预措施。

3. 教学步骤

（1）教师提前对标准化患者进行案例培训，要求标准化患者掌握案例中患者的心理状态、身体健康状态、躯体表现等，并与标准化患者进行模拟演练，及时纠正标准化患者在扮演中的角色偏差。

（2）教师向学生介绍案例中老年人的基本情况，包括他的年龄、健康状况、心理状态和家庭背景。

（3）学生扮演护理人员或护理团队，与标准化患者扮演的老人及家属进行情景演练。在对话过程中，学生需要保持专注，倾听老人的讲述，并给予适当的回应。

4. 反馈指导

教师观察学生的表现，提供反馈和指导。

在初次沟通时，评估者可以说："您好，我是您的医生/护士。我们今天将进行一些肌力测试，以便更好地了解您的身体状况。"注意在进行肌力测试前，还需要给老年人讲清楚操作过程中的流程及配合要点。

在肌力测定的过程中需要给患者鼓励的语言，如："非常好，您做得很好。请继续放松并尽量抵抗我的力量。"

测试结束后，评估者可以说："感谢您的配合。根据这些测试结果，我们可以更好地了解您的肌力状况，并为您提供相应的健康建议。"或者"我们会根据评估结果制定个性化的运动和康复计划，以帮助您改善肌力状况。"

在整个测试中还需要注意，肌力测试直接可以从 3 级开始，如能抬起，肌力则为 3 级或 3 级以上，逐渐向上测定；如不能抬起，则肌力为 2 级或 2 级以下，逐渐向下测定。这是需要学生们提前去进行预习并掌握的内容。

（二）协调障碍评估案例

案例 3.7：张阿姨，70 岁，会计师退休，平时喜欢散步、打太极。最近，张阿姨发现自己在散步时容易摔倒，有时甚至会在平地上摔倒；手部动作也不太协调，如握笔、拿筷子等，有时会不小心掉落物品。张阿姨的家人担心她的健康出了问题，决定带她去医院进行全面检查，以了解她的身体状况并寻求专业的建议。此案例重点对协调能力进行评估。

1. 标准化患者扮演者需要准备的躯体状态变化

该案例要求标准化患者演示出老年人上肢及下肢不协调的状态。如以下几方面。

肌肉控制困难：手部动作不灵活，难以进行精细操作，如系扣子、写字等；抓握能力下降，容易掉落物品。

运动计划障碍：动作执行不准确，难以完成精确的轨迹运动，如抛接物体；动作速度和协调性下降，如挥动手臂或做手势。

视觉-运动整合问题：手眼协调能力下降，如在视觉引导下无法准确抓取或放置物体。

姿势控制障碍：手臂和手部姿势不稳定，容易摇摆或失控；难以维持或改变手部姿势，如从握拳到张开手。

在此过程中，教师需要提前要求同学们对协调功能评定的相关试验操作进行学习，如指鼻试验、指对指试验、轮替试验、跟-膝-胫试验，掌握操作要点及阳性判断指征。

2. 教学目标

（1）思政目标。通过案例演练，培养学生对老年患者的同理心和关怀，理解他们可能面临的困难和挑战。让学生认识到作为未来医疗工作者在服务老年人群中应承担的重要社会责任，激发他们为老年人提供优质护理服务的意愿。

（2）技能目标。提高学生进行协调评定的操作技能，包括正确使用测试工具和进行测试程序；训练学生进行实际操作，如帮助老年患者进行体位转移、行走辅助等，确保操作的安全性和有效性。

（3）知识目标。教授学生协调障碍的基本概念、分类和可能的原因，如帕金森病、中风后遗症等；让学生掌握针对不同类型协调障碍的治疗和干预措施，包括药物治疗、物理治疗和康复训练等。

3. 教学步骤

参考以上案例的教学步骤。

4. 反馈指导

教师观察学生的表现，提供反馈和指导。

在初次沟通时，评估者可以说："在开始之前，我想向您介绍一下评估的目的和过程。我们会进行一些简单的动作测试，以评估您的协调功能。"或者"请您放松并尽量配合我们的评估。如果您在评估过程中感到不适，请随时告诉我。"通过这样的初次沟通，以确保老年人理解评估的目的和过程，并感受到被尊重和理解，有助于建立良好的护患关系，从而更顺利地进行后续的评估和治疗。

在测试过程中，鼓励老年人尽量完成测试动作，并提供相关反馈。如："现在，我将记录下您的动作表现。请保持放松，并尽量完成每个动作。""用您左脚的足跟放在右脚的膝盖下方，沿着胫骨的走向向下滑动。"

在操作结束后，评估者可以说："根据评估结果，我们可以看到您在协调功能方面的一些表现。我们将与您的医生和康复治疗师团队讨论这些评估结果，并考虑采取一些可能的后续步骤，如康复计划或生活方式的调整。"

（三）异常步态评定案例

案例3.8：张先生，62岁，退休工程师，平时喜欢散步、打高尔夫球。最近，张先生发现自己在开始行走时遇到困难，需要额外的注意力或外界提示才能启动步伐；行走时，手臂摆动减少，身体前倾，并难以及时止步。他很担心这样的身体状况，去医院进行了全面检查。此案例重点对各类步态进行评估，标准化患者可拓展多种异常步态。

1. 标准化患者扮演者需要准备的躯体状态变化（包含并不限于以下部分典型表现）

该案例要求标准化患者演示出老年人的异常步态。如以下几方面。

慌张步态：在行走时，头部和躯干明显前倾，重心前移，步伐小而急促，步幅缩短，步速加快，给人一种慌张向前冲的感觉。上肢的自然摆动减少或消失，手臂可能紧贴身体或僵硬地弯曲在身体两侧。脚掌在行走过程中几乎不离开地面，擦地而行，类似于拖脚行走。由于身体重心前移，患者难以及时停下步伐，尤其在需要突然停止或转弯时。除了步态异常，帕金森患者还可能伴有面部表情减少，即"面具脸"。

剪刀步态：在行走时，患者的一条腿可能会交叉到另一条腿的前面，像是剪刀一样相互交叉。由于腿部交叉，步幅通常减小，导致行走速度减慢，并可能呈现异常的身体姿势，如弯腰或侧身行走，以适应步态的需要。还可能伴随其他症状，如肌肉抽搐、痉挛或不自主运动。

短腿步态：在行走时，两腿的步幅不一致，较短的腿步幅更小。由于腿部长度不一，行走时身体重心可能会左右摇摆，步态显得不稳定。为了适应腿部长度差异，骨盆可能会向较短的腿一侧倾斜。标准化患者在进行该异常步态演练时，最简单的方法就是一只脚穿高跟鞋，一只脚穿平底鞋，行走时伴随患侧肩膀下沉。

跨阈步态：在行走时，为了清除地面障碍，会过度抬高受影响的腿。受影响的腿在行走过程中，足部不能正常背屈，导致足部下垂，脚跟先着地。由于足下垂，患者在摆动阶段需要更大的步幅来避免足部拖地。在摆动阶段，患者可能会过度屈曲膝关节，以补偿足部背屈的不足，抬高髋关节，以减少足部与地面的接触。

醉酒步态：患者在行走时身体左右摇摆，无法保持直线行走；步幅大小不一，可能出现步伐过长或过短的情况。为了保持平衡，患者可能会增加两脚之间的距离，步宽变宽，行走时上肢可能会过度活动，以对抗身体的摇晃。标准化患者在进行该异常步态演练时，可以参考现实中喝醉酒的人群。

2. 教学目标

（1）思政目标。在评估过程中让学生理解老年患者的步态异常可能带来的生活挑战，以及他们可能面临的身体和心理压力，培养学生的人文关怀意识。

（2）技能目标。培养学生与患者进行有效沟通的能力，包括倾听、询问和解释，确保评估过程中必要的信息交流；并要保证老年人在进行异常评估的过程中的安全，避免跌倒的发生。

（3）知识目标。增加学生对患者特殊需求的了解，包括营养不良、缺乏运动等可能导致异常步态的因素，使学生能够将异常步态评估结果应用于制定个性化的康复和治疗计划中，并能识别异常情况并确定干预措施。

3. 教学步骤

参考以上案例的教学步骤。

4. 反馈指导

教师观察学生的表现，提供反馈和指导。

在评定开始前进行环境评估和初次沟通，确保沟通环境安静、舒适、减少干扰。向老年患者介绍自己和评估的目的，建立信任关系。使用简单、清晰的语言，避免医学术语。

在评定过程中，鼓励老年人尽量完成测试动作，并提供相关反馈。在测试过程中，确保老年人不会受伤，尤其是在进行站立和行走测试时。必要时在有保护设施的环境中进行评定，如无相应环境，则尽量准备相应保护器具，如软垫等。

评定结束后，在自己有把握的情况下向患者简要解释评估结果，并强调评估的目的是更好地了解他们的步态异常状况。根据评估结果，提供可能的后续步骤或建议，如进一步的检查、康复计划或生活方式的调整。如自身对评估结果没有把握则告知患者会将评定结果通知医生和康复治疗团队，进行下一步的方案制定，并告知患者如何联系评估团队，以便他们可以在需要时获得进一步的帮助或支持。

（四）日常生活能力评定案例

案例3.9：李爷爷，85岁。既往有糖尿病、高血压病史，血压控制不理想。他与老伴共同居住，子女不在身边，住在5楼，没有电梯，上下楼梯需要老伴扶行，日常起居均独立完成。日常生活中，李爷爷能独立进食，洗澡时需要老伴帮助，大便正常，偶尔会有尿急不能控制的情况，对于衣着修饰较在意，出现衣物污染会自行更换衣物以保持自身清洁，每天早上7点起床，自行洗漱完毕，听半个小时的广播，再吃早餐，喜欢饭后与老伴去公园散步。本次因在3天前夜间起夜，由于房间灯光昏暗，厕所地面湿滑不慎摔倒，导致皮肤擦伤。其子女担心母亲年纪过大而不能较好照顾父亲的安全，便把他送到社区的养老院。

如果你是该养老机构的工作人员，由你来接待这位老人。请你用巴氏量表为这位老人进行日常生活能力评估，并确定能力等级。此案例重点对日常生活活动能力进行评定，对功能性日常生活及高级性日常生活涉及内容较少。

1. 标准化患者扮演者需要准备的心理和躯体状态变化（包含并不限于以下部分典型表现）

焦虑和担忧：该案例中的李爷爷基础疾病多且控制不理想，由于此次在家中跌倒，虽未造成较大伤害，但是他依然很担心会给在远方工作的子女带来麻烦，以及以后类似情况再次出现。因此标准化患者扮演者与同学们进行沟通时，可能会出现的语句有："我担心我无法照顾好自己，给家人带来麻烦。"或者"我害怕自己会跌倒或受伤，不知道该怎么办。"（仅作参考，无固定语句）

沮丧和失落：该案例中的李爷爷日常洗漱可以独立完成，但是洗澡时需要老伴的一定帮助，并且偶尔还会出现小便不能控制的情况，当小便不能控制时，还会弄脏衣物，这些因素都易导致他感到难过沮丧，觉得自己没有什么用处，总是需要别人的帮助。因此标准化患者扮演者与同学们进行沟通时，可能会出现的语句有："我感到很沮丧，因为我不能再像以前那样做家务了。""我觉得自己变得无用，没有什么可以做的了。"等。

愤怒和挫折：该案例中的李爷爷可能还会觉得，子女把自己送到社区养老院，和老伴会有分离，又由于本次跌倒以后，家人们害怕老人再次跌倒，对他的活动会出现一定的限制。因此标准化患者扮演者与同学们进行沟通时，可能会出现的语句有："我感到很生气，因为我无法像以前那样自由地行动。""我觉得自己被限制了，这让我感到很挫折。""我不想来养老院，我想回家！"等。

肌肉力量下降：该案例中李爷爷上下楼梯时需要协助，去公园散步时也是有人陪伴的状态，但可以自己完成穿衣及洗脸刷牙。证明他的肌力是存在降低的状态，但可以完成精细动作。标准化患者扮演者在表现的时候就需要注意表现出肌肉无力，难以完成日常生活中需要的力量性活动，如提重物、上下楼梯等；在情景模式时，标准化患者扮演者可以加上老年妆并表现得虚弱无力一些；又由于肌肉力量不足或关节疾病导致关节活动范围受限，比如在洗澡时需要帮助，不能自行擦洗（这部分可用于口述交流）。

2. 教学目标

（1）思政目标。培养学生对老人的尊重与理解，尊重老年人的独立性和个人习惯，理解他对于衣着修饰的重视；培养学生的人文关怀意识，展现对案例中李爷爷的关怀和温暖，确保他的需求得到满足，尤其是他的健康和安全。

（2）技能目标。识别案例中李爷爷的健康风险，如糖尿病、高血压、尿急等，并制定相应的管理计划和预防措施；教授他如何在紧急情况下求助，如摔倒或突发健康问题时；与李爷爷的子女保持沟通，确保他们了解养老院的服务和进展，并鼓励他们参与照护计划；理解如何根据老年人的评估结果制定个性化的照护计划。

（3）知识目标。了解糖尿病和高血压的常见症状、并发症和治疗方法；掌握老年人群体中这些疾病的特殊管理需求；掌握评估老年人日常生活活动能力的方法和工具；理解评估结果对于制定照护计划的重要性；了解如何设计无障碍和安全的居住环境，掌握照明、地面材料、扶手等设施对老年人安全的影响,以适应老年人的特殊需求。

3. 教学步骤

(1)教师提前对标准化患者进行案例培训,要求标准化患者掌握案例中患者的心理状态、身体健康状态、躯体表现等,并与标准化患者进行模拟演练,及时纠正标准化患者在扮演中的角色偏差。

(2)教师要求学生们提前熟悉 Barthel 量表评估的内容。在进行情景演练的时候可以直接使用该量表,看学生们的主动性,是否能自己提前准备。

(3)教师向学生介绍案例中老年人的基本情况,包括他的年龄、健康状况、心理状态和家庭背景。

(4)学生扮演护理人员或护理团队,与标准化患者扮演的老人及家属进行情景演练。在对话过程中,学生需要保持专注,倾听老人的讲述,并给予适当的回应。

4. 反馈指导

教师观察学生的表现,提供反馈和指导。

在沟通技巧方面,教师应观察学生是否能够清晰、准确地表述评估结果和照护建议;学生是否能够与李爷爷的子女保持沟通,确保他们了解养老院的服务和进展。可能会使用的语句如:"李爷爷,经过我们的评估,我们了解到您有糖尿病和高血压病史,并且血压控制不理想。我们建议您在养老院中保持定期监测血压,并根据医生的建议调整药物并按时服用。""我们还注意到您有时会有尿急不能控制的情况。为了您的安全,我们建议您在夜间使用尿壶,并在白天定时上厕所,饮水尽量放在白天,睡前减少饮水量的摄入,以免增加起夜的次数。""李爷爷,我们理解夜间起夜时可能会有一些不便,因此我们特别关注如何帮助您减少跌倒的风险。"

在技能表现方面,学生是否能够对老年患者进行全面的日常生活活动能力评估,包括其独立生活能力、日常活动限制和潜在风险因素。在情景模拟语句上可以这么说:"李爷爷,我们很关心您的日常生活。您是否愿意分享更多关于您日常生活的信息,比如您喜欢做什么活动、您有哪些兴趣和爱好?这样我们可以更好地为您提供服务。""我们还了解到您对于衣着修饰很在意,我们很高兴看到您能够保持自身的清洁。请问您是否需要我们提供一些帮助,比如帮助您选择合适的衣物或清洗衣物?"

在知识应用方面,学生是否能够根据李爷爷的健康状况和日常活动需求,制定个性化的照护计划;学生是否能够提出改善李爷爷居住环境的建议,如增加照明、使用防滑地面材料等。在情景模拟语句上可以这么说:"李爷爷,我们很关心您的安全,所以我们在您的居住环境中做了特别的设计。比如,我们增加了照明,并在厕所地面使用了防滑材料,这样即使在夜间,您也能安全地走动。""李爷爷,我们还建议在厕所地面使用防滑材料,这样即使地面潮湿,您也不会那么容易滑倒。我们会确保您居住的环境尽可能地安全舒适。"

(五)心理健康评估案例

案例 3.10:吴爷爷,男,72 岁。既往有高血压病史 10 年,糖尿病病史 3 年。高中学历,家庭经济状况良好,水电厂退休职工,有稳定的退休金。吴爷爷性格开朗,喜欢下象棋,喜爱辛辣刺激性食物。育有一子一女,均在本地,独居。

目前状况:居家养老,两年前老伴去世后,吴爷爷不愿和子女同住,一个人居住在老房子里,家里请有保姆照料他。一个月前,吴爷爷的朋友王爷爷下雨天跌倒后一直卧病在床,吴爷爷看望王爷爷后外出活动明显减少,常因天气不好而不出门,在家也非常小心,害怕跌倒。近一周拒绝去公园里下象棋,食欲明显减少,晚上睡不着。子女劝其多外出活动,吴爷爷就发脾气,多次劝说无果后被儿子送至医养中心。

查体结果:体重 61 公斤,呼吸频率 22 次/分,血压 148/100 mmHg[*],其余检查无异常。

吴爷爷自诉:由于担心摔倒瘫痪在床,连累家人,就不想出门,也没心情下象棋,晚上也总想起王爷爷躺在床上的样子,翻来覆去得睡不着。

工作人员观察:吴爷爷面容疲惫,与工作人员交流时频频皱眉,神情紧张,呼吸急促,谈到王爷爷跌倒时有明显焦虑情绪。吴爷爷感知、记忆

---

[*] 注:按国际标准计量单位千帕之间的换算关系为:1mmHg=0.133kPa。

力、思维状态均正常，自控能力基本完好，言行保持一致，自知力完整，愿意配合治疗。

请你用汉密尔顿焦虑量表（HARS）为这位老人进行心理健康评估。

1. 标准化患者扮演者需要准备的心理和表情变化

恐惧和焦虑：案例中吴爷爷担心自己摔倒后卧病在床，这就可能导致他害怕外出，害怕自己成为家人的负担。当他看到朋友王爷爷卧病在床后，他的恐惧和焦虑情绪明显增加，这影响了他的日常生活和社交活动。标准化患者在进行情景模拟的时候可能会出现的语句有："我害怕自己摔倒后会像王爷爷一样躺在床上，那该怎么办？""我感到很焦虑，因为我害怕自己会摔倒。"

情绪低落和抑郁：案例中吴爷爷的情绪明显低落，食欲减少，晚上失眠，这些都是抑郁情绪的典型表现。他不愿意外出下象棋，这也反映了他情绪低落，失去了对以往喜爱的活动的兴趣。由于害怕跌倒，吴爷爷减少了外出活动，这可能导致他与朋友和家人的社交隔离，会进一步加重他的孤独感和抑郁情绪。标准化患者在情景模拟的过程中，由于场地及时间的限制，需要对评估者进行语言的提醒，前提是评估者对标准化患者进行了相关的提问，标准化患者可以这样回答："我晚上总是睡不着，翻来覆去的。""我晚上总是想东想西，怎么也睡不着。""我现在不想下象棋，觉得没意思。""我不想出门，外面太吵了。"

心理弹性：尽管面临诸多心理挑战，吴爷爷的自控能力基本完好，言行保持一致，这表明他具有一定的心理弹性。他愿意配合治疗，说明他愿意寻求帮助，并希望能够改善自己的心理状态。标准化患者在情景模拟的时候可能会出现的语句有："我觉得自己有点不对劲，需要找人谈谈。""我最近情绪很低落，你们能帮我看看吗？""我需要帮助，我害怕自己会摔倒。""我担心自己会摔倒，你们能帮帮我吗？"

面部表情：频频皱眉，神情紧张，呼吸急促。

2. 教学目标

（1）思政目标。培养学生尊重老年人的生活习惯和情感需求，理解他们在面临健康挑战时的心理压力和恐惧。

（2）技能目标。培养学生进行心理评估的操作技能，包括使用评估工具和进行评估程序；增强学生在实际环境中应用心理评估技术的信心和能力，如在案例分析中进行准确的评估和记录。

（3）知识目标。让学生掌握心理评估的基本原理和方法，理解不同心理问题的临床表现；了解老年人常见的心理问题，如焦虑、抑郁等，同时了解老年人出现这些心理问题的原因和影响因素；了解心理治疗和药物治疗在老年人心理问题治疗中的应用。

3. 教学步骤

（1）教师提前对标准化患者进行案例培训，要求标准化患者掌握案例中患者的心理状态、身体健康状态、躯体表现等，并与标准化患者进行模拟演练，及时纠正标准化患者在扮演中的角色偏差。

（2）教师要求同学们提前熟悉汉密尔顿焦虑量表（HARS）量表评估的内容。在进行情景演练的时候可以直接使用该量表，看学生们的主动性，是否能自己提前准备。

（3）教师向学生介绍案例中老年人的基本情况，包括他的年龄、健康状况、心理状态和家庭背景。

（4）学生扮演护理人员或护理团队，与标准化患者扮演的老人及家属进行情景演练。在对话过程中，学生需要保持专注，倾听老人的讲述，并给予适当的回应。

4. 反馈指导

教师观察学生的表现，提供反馈和指导。

在沟通技巧方面，教师应评估学生是否能够与李爷爷进行有效的沟通，包括倾听、询问和解释。在情景模拟中，学生可能会用到的语句如："吴爷爷，您能告诉我您最近为什么不愿意出门下象棋吗？""我理解您对王爷爷跌倒后的情况的担忧，您能多告诉我一些吗？""您觉得现在的生活环境对您来说有什么不方便的地方吗？""您对医养中心有什么顾虑或者期待吗？""吴爷爷，医养中心是一个专门为老年人提供照顾和支持的地方，这里有专业的医护人员和良好的生活环境。""我们会确保您的安全,并提供必要的帮助和治疗,以改善您的健康状况。"

在技能表现方面,评估学生是否能够准确地识别吴爷爷的心理问题,如焦虑和抑郁;学生是否能够根据相应程序使用适当的评估工具对患者进行心理评估。学生在与标准化患者进行情景演练的时候可以这么说:"吴爷爷,我们想了解一下您的情绪状态,你可以回答我手中的这份评估表里的内容吗?这有助于我们更好地了解您的心理状况。"

在知识应用方面,学生是否能够根据吴爷爷的健康状况和日常活动需求,制定个性化的照护计划。在情景模拟语句上可以这么说:"吴爷爷,我们注意到您可能需要一些额外的支持和帮助来改善情绪和睡眠。我们可以为您制定一个计划,包括心理咨询、适量的锻炼和一些生活习惯的调整。""吴爷爷,我们知道这可能需要一些时间来适应,但我们会一直陪伴您,给予您支持和鼓励,帮助您积极参与治疗和康复过程。"

(六)社会健康评估案例

案例3.11:张大爷,75岁,退休教师。他独自居住在没有电梯的老旧住宅楼的5楼,楼梯狭窄且没有扶手,但居住房间宽敞。张大爷喜欢在家中种植一些花草,这让他的生活环境更加生机勃勃。他还在家中摆放一些健身器材,以保持适量的锻炼,增强体质。他的老伴几年前去世,子女在外地工作,很少回家探望,老伴的离世让他倍感孤独并给他的生活带来了巨大的打击,但为了不让子女担心,他努力保持乐观的态度,独自面对生活的种种挑战。张大爷既往患有高血压和糖尿病,需要定期服药和监测血糖。张大爷为了开源节流,减少家庭开支,他决定从家中照明设施入手。他首先计算了家庭照明电费的支出,发现这是一项不小的开支。于是,他决定采取措施降低照明成本,关闭了大部分屋内的灯光,只在必要的房间保留一盏微弱的灯光。卧室、客厅和厨房等主要生活区域仅保留了一盏节能灯,而其他房间则完全关闭了灯光。自从退休后,张大爷就开始收集可回收废品,收集到一定量后送到废品收购站进行交易,屋子里经常堆满了如纸箱、塑料瓶、易拉罐等物品,他认为,这样既环保又增加了自己日常的收入。在卫生间和厨房里，张大爷也意识到了安全隐患，为了避免摔跤，他将自己收集到的废旧纸壳当作防滑垫铺在了里面。

　　3天前，张大爷在夜里起床如厕的过程中，被过道的杂物绊倒，导致右小腿轻微擦伤。请根据标准化患者的情景模拟，对该案例中张大爷进行居家安全环境评估。

　　1. 标准化患者扮演者需要准备的心理变化

　　孤独感：由于案例中的张大爷老伴去世，独居，且儿女不能经常回来看望他，会出现孤独感，标准化患者在进行情景演练的时候，可以有忧伤的眼神，可参考语句有："我真的很想念我的老伴，家里变得空荡荡的，没有人说话。""我们曾经一起度过了那么多的时光，一起聊天、散步、享受生活的点滴。现在，她走了，家里变得冷清，再也没有她的声音和笑声。"声音要充满充对往昔的怀念和对未来的无奈。

　　焦虑：案例中张大爷既往有高血压及糖尿病，需要长期服药，对自己的健康有一定的焦虑和担忧。标准化患者在进行情景演练的时候可以说："我担心自己的健康问题，高血压和糖尿病需要定期服药和监测血糖。""家里的楼梯没有扶手，很危险。"

　　积极态度：案例中张大爷虽有孤独和焦虑，但也有积极生活的态度，比如在提到收集废品时，标准化患者眼神需要表现为满足和自豪、喜悦。这时可以说："我收集的这些废品，比如纸箱、塑料瓶、易拉罐，虽然对别人来说可能只是垃圾，但对于我来说，它们却有着特别的价值。""将这些废品送到废品收购站进行交易，不仅可以为环境作出贡献，还能为我带来一些额外的收入，这让我感到非常满足和有意义。"

　　2. 教学目标

　　（1）思政目标。通过案例里的张大爷，培养学生勤俭节约的传统美德；尊重老年人的生活习惯和情感需求。

　　（2）技能目标。培养学生能够通过信息收集，识别老年人居家环境中的潜在安全隐患，如楼梯狭窄、没有扶手、照明不足等；培养学生具备评估老年人居住环境安全性的能力，包括跌倒风险、火灾风险、电气安全等方面；培养学生能够根据评估结果，提出具体的居家环境改善建议，如安装扶手、改善照明、合理布局家具等。

（3）知识目标。掌握老年人居家环境的安全标准，包括室内照明、地面防滑、家具布局、紧急呼叫系统等；理解照明对老年人生活质量和安全的重要性，包括适当的照明水平和光线类型；掌握老年人常见疾病（如高血压、糖尿病）的管理和预防知识，以及这些疾病对居住环境的要求，进行居家环境的适应性改造，以提高老年人生活自理能力和生活质量。

3. 教学步骤

（1）教师提前对标准化患者进行案例培训，要求标准化患者掌握案例中患者的心理状态、身体健康状态、躯体表现等，并与标准化患者进行模拟演练，及时纠正标准化患者在扮演中的角色偏差。

（2）教师要求学生提前熟悉居家安全环境评估做包含的内容。

（3）教师向学生介绍案例中老年人的基本情况，包括他的年龄、健康状况、心理状态和家庭背景。

（4）学生扮演护理人员或护理团队，与标准化患者扮演的老人及家属进行情景演练。在对话过程中，学生需要保持专注，倾听老人的讲述，并给予适当的回应。

4. 反馈指导

教师观察学生的表现，提供反馈和指导。

在沟通技巧方面，教师应考查学生是否能够与张大爷进行有效的沟通，该模块因无实际环境，学生与标准化患者的沟通尤为重要，很多信息都来源于学生的有效询问。学生作为评估者可能会问到的语句如："张大爷，刚才听说您家上下楼梯没有扶手，这对您上下楼有影响吗？有没有发生过不小心滑倒的情况？""您家光线怎么样呀？""平时您收集的废品都是怎么放置的呀？"

在技能表现方面，学生是否能够准确地识别张大爷的环境安全问题，如室内布局、照明、卫生间、厨房等。学生在与标准化患者进行情景演练的时候可以这么说："张大爷，我注意到您为了节约能源而采取了减少照明的措施，这非常值得赞扬。但是，我也想了解一下，您是否知道还有其他的方法或者技术，可以在不牺牲照明效果的情况下，帮助我们实现节能的目标？比如说，使用更加节能的灯泡，或者利用自然光来增强室内照明，又或者是安装智能照明系统，这些都可以在确保您家中光线充足的同时，有效减少能源消耗。如果您对这些解决方案感兴趣，我可以为您提供更多信息和可能的帮助。"

在知识应用方面，学生是否能够掌握居家安全的相关知识，根据张大爷的健康状况和日常活动需求，制定个性化的居家策略。在情景模拟语句上可以这么说："您的健康状况对居住环境有特殊要求，比如充足的照明对视力有益，适当的锻炼空间对身体健康很重要。您是否了解一些适合老年人的居家环境改造方案？""我注意到您在卫生间和厨房铺设了废旧纸壳作为防滑垫，但长期来看，这可能不是最安全的选择。您是否知道市面上有一些专业的防滑材料，它们更加耐用且安全？"

第三节　日常生活护理

日常生活活动能力（Activities of Daily Living, ADLs）是指个体为了维持基本的生活质量而每天反复进行的、最基本的、最具有共同性的必要活动。老年人日常生活护理可以根据他们的自理能力分为部分协助护理和完全性护理两种类型。部分协助护理适用于那些能够完成大部分日常生活活动，但需要在某些方面得到帮助的老年人；完全性护理适用于那些完全无法自理，需要全方位照顾的老年人。随着年龄的增长，老年人的身体功能可能会逐渐下降，导致他们在进行日常生活活动时需要更多的帮助，当面临这些挑战，老年人可能会寻求更多的安全感，从而对护理人员产生依赖。在护理过程中，全面评估是制定个性化护理计划的基础，既要注意其丧失的功能，还应关注残存功能，它帮助护理人员更好地了解老年人的整体状况，从而提供恰当的护理和支持。比如，尽管老年人可能存在运动障碍，但他们仍然能够进行一些需要精细运动的简单手工活动，编织、绘画、做手工艺品或进行简单的拼图游戏。根据老年人的功能状况,针对性地进行自我照顾性日常生活活动能力训练,或通过代偿手段维持和改善老人的 ADL 能力,才能发挥老人的最大潜能,提高生活质量。

一、穿脱衣物训练

穿脱衣物训练是日常生活活动训练的一部分,尤其对于有运动障碍、认知障碍或日常生活能力下降的老年人、残疾人或有特殊需求的人群来说非常重要。穿脱衣物训练,能帮助老年人恢复和维持穿脱衣物的能力。通过独立完成穿脱衣物,可以训练和改善手臂、手部和全身的协调性,增强个体的自尊感和自信感。下文以偏瘫患者为例进行穿脱衣物训练。

案例 3.12:李奶奶,66 岁,会计师退休。李奶奶 1 年前在公园步行途中无明显诱因突然出现头痛及左侧肢体无力,被周围群众紧急送往医院就诊,经查头颅 CT 显示右侧基底节区脑出血。目前经过一系列治疗及康复训练,已能保持良好的坐位平衡,能够独立坐在椅子上,无须他人帮助即可保持稳定,在没有支撑的情况下,保持坐姿超过 30 分钟,并能进行日常活动,如吃饭、阅读或与家人交谈。李奶奶的健侧肢体(右侧)上肢能够完成抬起、伸展、旋转等动作,虽然速度和精度较发病前有所下降,但手指灵活,能够进行精细动作,如扣纽扣、写字;健侧下肢力量较好,能够支撑身体重量,进行站立和行走。患侧上肢肌力 2 级,能够进行一些简单的手指屈曲或伸展动作,如轻轻抓握或展开手指,但无法进行有力的抓握或精细的手指操作。

李奶奶家属为了让李奶奶得到更好的照护,将其送至小区内的日间照料中心。现在,你作为李奶奶的护理人员,需要指导李奶奶进行穿脱衣物的训练。

(一)标准化患者扮演者需要做的准备

1. 心理状态准备

挫败和沮丧:李奶奶可能会由于肢体功能障碍,感到挫败,对自己的能力产生怀疑。可能会出现的语句有:"我以前上班的时候,可是单位里业务能力最强的，现在却连自己穿衣服这点小事都做不好。"这时的面部表情可表现为眼神低垂，眉头微皱，嘴角向下。

对未来感到焦虑：对于未来的不确定性和漫长的康复进程可能会让李奶奶感到焦虑和担忧。这时可能会出现的语句有："我曾经是那么独立，能够自己打理一切，不需要依赖任何人。但现在，连最基本的穿衣、吃饭都需要别人的帮助。我每天都在想，我还能不能像以前那样，独立地生活，不再成为家人的负担。我知道他们都很关心我，愿意为我付出，但我不想看到他们因为我而疲惫，因为我而忧心忡忡。"

积极态度：李奶奶也可能展现出积极的康复态度，愿意参与训练并努力恢复。这时可能会出现的语句有："你能再教我一次怎么穿这件衣服吗？我感觉还是不太会。""我真的很想自己来做这些事情，你能帮我找到更容易的方法吗？"

2. 躯体状态准备

该案例中标准化患者需要做的躯体状态准备是左侧肢体的活动障碍，保持坐位时左手屈曲放于腹部，不能主动抬起，手指可以屈曲、伸展并进行轻轻抓握；右上肢可以完成抬起、伸展、旋转等动作，手指灵活，能够进行扣纽扣的精细动作，但速度和精准度较发病前有所下降。

（二）教学目标

1. 思政目标

通过与标准化患者的情景演练，指导老年人穿脱衣物的训练，不仅仅是物理上的帮助，更是心理上的关怀和支持，培养学生对老年人的人文关怀。在训练过程中，尊重李奶奶的个人意愿和尊严，让她在能力范围内做决策，耐心地理解李奶奶的感受，展现同理心，与她共情。

2. 技能目标

通过与标准化患者的情景演练，帮助有活动障碍的老年人提高穿脱衣物的技能，使其在日常生活中更加独立。

3. 知识目标

通过与标准化患者的情景演练，教授有活动障碍的老年人和家属进行穿脱衣物康复训练的基本原理和方法，以便其在家中也能进行适当的训练；增强老人和家属的安全意识，预防跌倒和其他意外伤害。

（三）教学步骤

教师提前对标准化患者进行案例培训，要求标准化患者掌握案例中患者的心理状态、身体健康状态、躯体表现等，并与标准化患者进行模拟演练，及时纠正标准化患者在扮演中的角色偏差。

教师要求同学们提前预习指导患者穿脱衣物训练的方法。

教师向学生介绍案例中老年人的基本情况，包括他的年龄、健康状况、心理状态和家庭背景。

学生扮演护理人员或护理团队，与标准化患者扮演的老人及家属进行情景演练。在对话过程中，学生需要保持专注，倾听老人的讲述，并给予适当的回应。

操作结束后，采用多元化评价模式进行整体评价，教师、标准化患者及小组成员为操作学生的表现提供反馈和指导。

（四）案例详细操作流程及情景模拟（仅供参考）

1. 操作流程

（1）老年照护人员：着装整洁，洗净双手。

（2）环境：安静整洁，温度适宜，光线充足，房间半小时前通风，无异味。

（3）评估与沟通：核对并问候老年人，询问身体状况，评估老年人生活自理能力、活动情况；评估环境清洁，空气清新程度；评估老年人的衣物类型（开衫、套头）；同老年人及家属充分沟通，理解老年人的生活习惯，询问有无特殊要求。

（4）洗手。

（5）老年人准备：询问老年人是否需要大小便，根据需要协助排便；协助老年人坐到床边，将开襟上衣内面面向老人，左袖口朝上放在老人两腿之间；指导老年人用右手（健侧）手协助左手（患侧）手穿到衣袖里，右手将衣领拉至左肩；指导老年人右手从后颈处抓住衣领，并向右侧肩拉；右手伸到衣袖；右手拉上拉链或者扣上扣子。

（6）整理用物。

2. 情景模拟演练（自身准备、环境评估及整理用物部分省略）

照护员："早上好，李奶奶，今天您感觉如何？"

李奶奶："嗯，今天我感觉还不错，谢谢你总是这么关心我。"

照护员："李奶奶，现在是我们准备练习更换衣服的时间了，我非常需要您的配合。你可以配合我吗？"

李奶奶："我以前上班的时候，可是单位里业务能力最强的，现在却连自己穿衣服这点小事都做不好。"

照护员："您放轻松，我们会一起努力，共同完成这个小小的任务。您的每一次尝试都是我们前进的动力，让我们携手加油，一起克服这个挑战。"

李奶奶："我曾经是那么独立，能够自己打理一切，不需要依赖任何人。但现在，连最基本的穿衣、吃饭都需要别人的帮助。我每天都在想，我还能不能像以前那样，独立地生活，不再成为家人的负担。我知道他们都很关心我，愿意为我付出，但我不想看到他们因为我而疲惫，因为我而忧心忡忡。"

照护员："李奶奶，我理解您的感受，这种变化对任何人来说都是一件不容易接受的事情。您曾经是那么坚强和独立，这本身就是一件非常值得尊敬的事情。现在，虽然您需要一些帮助，但这并不减少您过去的成就，也不意味着您将来不能恢复更多的独立性。您不是家人的负担，而是一个大家庭中重要的一员，您的存在对每个人来说都是宝贵的。他们愿意帮助您，是因为他们爱您，这也是家庭的意义所在。"

李奶奶："谢谢你的理解和鼓励，你说得对，这确实是一个艰难的转变。我以前总是能够自己照顾自己，现在却变得如此依赖他人，这让我感到有些失落。但听到你说每个人都可能经历这样的阶段，我心里感觉好受了一些。我知道我的家人爱我，我也感激他们的支持和帮助。我会努力康复，希望能够再次独立，减轻他们的负担。你的话让我感到温暖，也给了我继续前进的勇气。"

照护员："那我们就开始今天的穿脱衣物训练吧！请您慢慢坐到床边来，今天我们选择了一件开襟的上衣，这样会更容易一些，对您来说也更方便。慢慢地，注意安全。"

李奶奶："我准备好了。谢谢你为我选择了这件开襟上衣，听起来确实会更容易穿脱。我会慢慢坐到床边，我们一起开始今天的训练。希望我能做得越来越好，让你不那么辛苦。"

照护员："好的，李奶奶，我们现在开始一个小小的准备步骤。我会轻轻地将左边的袖口朝上，放在您的两腿之间。这样做是为了方便您穿衣服时，手能够顺畅地滑进袖筒里。"

李奶奶："嗯，我明白了，谢谢你的细心，我会尽力试试看，能不能把左手穿进袖子里，希望今天能做得更好一些。"

照护员："接下来，我们尝试用您的右手帮助左手穿进袖子里，您觉得可以吗？"

李奶奶："左手已经穿进袖子了，今天比昨天快了一些。"

照护员："太棒了，李奶奶，您做得非常棒！现在，请用您的右手轻轻抓住衣领，慢慢地把它拉到左肩上，不用太用力。您做得很好，保持这个动作，不要担心，我会在这里帮助您。我们会一起慢慢地、稳稳地完成这个步骤，确保您的舒适和安全。您的每一次尝试都是向前迈出的一大步，您做得非常棒！"

李奶奶："我已经把衣领拉到肩膀上了，这样对吗？是不是还需要调整一下？"

照护员："很好，李奶奶，您做得非常好。接下来，我们面临一个小小的挑战，但请相信您完全能够做到。请用您的右手从后颈处轻轻抓住衣领，然后向右侧的肩部拉过去。这样，衣服就能更顺利地穿上。"

李奶奶："你能再教我一次怎么穿这件衣服吗？我感觉还是不太会。"

照护员："右手从后颈处轻轻抓住衣领，然后向右侧的肩部拉过去，慢慢来。"

李奶奶："好的，我现在抓住衣领了，就这样拉过去吗？我觉得有点不太习惯呢。"

照护员："是的，李奶奶，您做得非常对。如果您觉得不太习惯，可以慢慢地来，不需要着急。我会一直在您身边帮助您。我们可以放慢速度，直到您觉得合适为止。您的感受最重要，我们完全可以根据您的舒适度来调整。您做得很好，我们一步一步来，一定会成功的。"

照护员："现在，让右手轻松地伸进衣袖里，我们慢慢地、一点一点地把衣袖穿上，不用着急，我们有足够的时间。"

李奶奶："右手已经进去了，那我们就继续吧，一步一步来。"

照护员："好的，李奶奶，我们现在完成最后一步。您可以自己用右手来拉上拉链（或者扣上扣子），这样衣服就会穿戴整齐了。"

李奶奶："好的，我来试试拉拉链（或扣扣子），右手拉拉链还是可以的，就是要慢一些，希望我能做得越来越熟练。"

照护员："您的右手拉拉链确实是可以的，慢一些没关系，您已经做得非常好了，每次练习都是进步的一部分。"

李奶奶："现在衣服穿好了，整理一下就行了！"

照护员："李奶奶，您今天真的做得非常出色！看，衣服穿得整整齐齐的，非常好看。"

李奶奶："真的很感谢你的帮助，我觉得今天自己在穿衣服方面有了一些进步，这让我感到很高兴。"

照护员："李奶奶，您不需要感谢我，这是我应该做的。看到您在穿衣服方面取得进步，我感到非常高兴，这证明了您在康复过程中付出的努力是值得的。您的积极态度和坚持不懈的精神让我深受感动。我也很荣幸能陪伴您走过这段旅程，一起见证您的进步。希望您继续保持这样的势头，未来的每一天都会越来越好。加油，李奶奶！"

在整个模拟演练过程中，可以明显感受到对老年人心理变化的关注、同理心的应用以及全过程的鼓励与赞扬对老年人来说是非常有效的，对老年人心理变化的关注体现了对老年人的尊重和理解。老年人可能会因为身体功能退化而感到失落、沮丧或无助，但通过关注他们的心理变化，可以更好地理解他们的感受，并提供适当的支持和鼓励。这有助于建立信任和良好的关系，使老年人感到被关心和重视。同理心意味着设身处地为他人着想，理解他们的感受和需求，从而能与老年人产生共鸣，这样可以更好地理解他们的心理状态,并采取更有效的沟通方式,有助于建立情感联系,使老年人感到被理解和支持。全过程的鼓励与赞扬对老年人来说也是非常重要的。鼓励和赞扬可以增强老年人的自信心和自尊心,使他们感到自己的进步和努力被认可。这有助于激励他们继续努力,克服困难,并在康复过程中取得更好的成果。

二、体位更换训练

随着年龄的增长,人体各个系统的功能逐渐下降,包括心血管系统、神经系统等,这些变化使得老年人更容易受到多种疾病和并发症的影响,从而增加了偏瘫的风险。例如,动脉粥样硬化是动脉壁随着年龄的增长可能会逐渐增厚和变硬,导致血液流动受阻,如果血管堵塞或破裂,就可能导致脑卒中。长期高血压也可能导致血管壁损伤,最终引发脑出血或脑血栓。这些情况都可能导致偏瘫。

体位更换训练对于偏瘫老人来说是一种重要的照护措施,旨在帮助老年人避免长时间保持同一姿势,有效预防压力性损伤和肺部的感染。不断地变化体位还可以使肢体的伸屈肌张力达到平衡,预防痉挛模式出现。

案例3.13:患者王大爷,72岁,退休教师,既往体健。一周前王大爷在家中突然出现右侧肢体无力而后跌倒,被家人紧急送往医院。经过脑部CT等相关检查,发现王大爷的左侧基底节区出现了脑出血的情况(基底节区是大脑中负责运动和协调的重要区域,脑出血导致该区域受损,直接影响了王大爷右侧肢体的运动功能)。经过治疗,现在王大爷神志清楚,生命体征平稳,但右侧肢体肌力、肌张力均很低,腱反射减弱,为预防并发症及继发性损害,同时为下一步功能训练做准备,要求对王大爷进行体位变换训练。

作为王大爷的责任护士,应该如何指导王大爷进行体位的变换?

(一)标准化患者扮演者需要做的准备

1. 心理状态准备

焦虑和恐惧:案例中的王大爷,由于既往体健,突然出现肢体活动障碍，可能会担心自己的病情和未来的康复情况，这可能导致焦虑和恐惧。在与王大爷沟通交流过程中，王大爷可能会出现的语句有："我真的很担心我能不能恢复到以前的样子。""每次无法控制自己的肢体，我都会感到很焦虑。"

情绪波动：康复过程中，王大爷可能会经历情绪的波动，从乐观到悲观，再从悲观到乐观。在与王大爷沟通交流过程中，王大爷可能会出现的语句有："我有时候会想，为什么是我？为什么我要经历这些？然后我又会振作起来，告诉自己要坚持下去。但有时候我又感到很沮丧，觉得康复太难了。"

积极态度：案例中的王大爷，是一名退休教师，其学识及心态调整相对较强，在康复课上也会展现出积极的康复态度，愿意参与治疗和康复训练。在与王大爷沟通交流过程中王大爷可能会出现的语句有："我知道康复过程可能会很辛苦，但我相信它对我有帮助。我每天都在学习新的技巧，希望有一天能完全恢复。"

2. 躯体状态准备

该案例中标准化患者需要做的躯体状态准备就是右侧肢体的活动障碍，右侧上下肢均无力，无法轻松抬起或伸展，动作可能不协调，难以进行精细操作；右手无法紧握物体，握力明显下降；右侧下肢出现感觉减退，如触觉、痛觉的减退等，即评估者对标准化患者的右下肢进行触摸时，标准化患者没有明显感觉。

（二）教学目标

1. 思政目标

体位变换训练要求学生认真对待每一个细节，确保患者的安全和舒适，由此可以培养学生的职业道德，如责任心、尊重他人、细心服务等。这种责任心可以通过实际操作和观察患者反应来培养，例如，在变换体位时，学生需要确保动作轻柔、平稳，避免粗暴操作，以防止对患者造成二次伤害。操作过程中，学生需要密切观察患者的反应，如有不适，立即停止操作，同时，学生还需要耐心地指导患者进行体位变换，帮助他们掌握正确的技巧和方法。

2. 技能目标

通过与标准化患者的情景演练，让学生掌握正确的体位变换方法，包括侧卧位、俯卧位、坐位等，以促进老年患者血液循环，预防褥疮等并发症。同时，通过学会使用轮椅、升降床等辅助设备，学生可以帮助患者改变体位，提高患者的舒适度，并减少患者在移动过程中的不适。

3. 知识目标

通过与标准化患者的情景演练，让学生了解脑卒中的基本概念、类型、症状和治疗方法；理解体位变换在康复过程中的重要性，包括促进血液循环、预防并发症、提高患者舒适度等；掌握侧卧位、俯卧位、坐位等体位变换方法，了解不同体位对患者的影响。

（三）教学步骤

教师提前对标准化患者进行案例培训，要求标准化患者掌握案例中患者的心理状态、身体健康状态、躯体表现等，并与标准化患者进行模拟演练，及时纠正标准化患者在扮演中的角色偏差。

教师要求同学们提前预习指导及帮助患者更换不同体位（患侧卧位、健侧卧位）的方法（见图3.1，图3.2）。

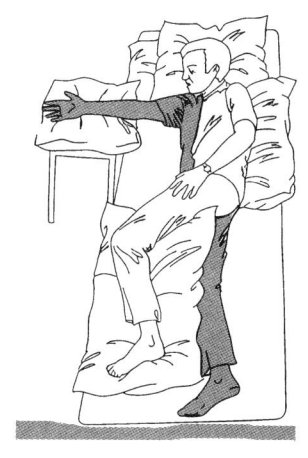 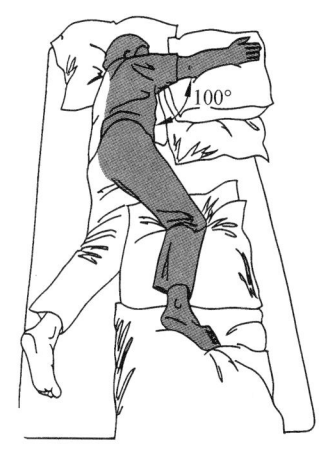

图3.1　患侧卧位　　　　图3.2　健侧卧位

教师向学生介绍案例中老年人的基本情况，包括他的年龄、健康状况、心理状态和家庭背景。

学生扮演护理人员或护理团队，与标准化患者扮演的老人及家属进行情景演练。在对话过程中，学生需要保持专注，倾听老人的讲述，并给予适当的回应。

操作结束后，采用多元化评价模式进行整体评价，教师、标准化患者及小组成员对操作学生的表现提供反馈和指导。

（四）案例详细操作流程及情景模拟（仅供参考）

1. 操作流程

（1）老年护理人员：着装整洁，洗净双手。

（2）环境：安静整洁，温度适宜，光线充足，房间半小时前通风，无异味。

（3）评估与沟通：核对并问候老年人，评估老年人年龄、体重、生命体征、意识状态、活动能力、局部受压情况、手术部位、有无引流情况等；评估老人肢体活动情况，对卧位摆放的了解程度及配合能力；评估环境清洁，空气清新程度；同老年人及家属充分沟通，解释翻身的目的，取得配合。

（4）物品准备：被褥、翻身枕（大、中、小号）；松开被子，妥善整理固定各种管道。

（5）体位更换：老年人呈仰卧位，向左侧移动枕头，再移动头部、躯干、腿部，使之靠近左侧（健侧）床边。照护者站于老人右侧（患侧），将老人右侧（患侧）上肢外展90度，嘱老人左侧（健侧）腿部屈膝，向右侧（患侧）转动头颈部。老人用健手握住患侧床栏，护理人员用一只手扶住健侧肩部，另一只扶住健侧髋部，协助老人翻向患侧。

翻转后，左侧（健侧）下肢在前，右侧（患侧）下肢在后。患者右侧（患侧）的膝、髋关节屈曲，踝关节背屈，足背尽量与小腿呈90度。左侧（健侧）上肢可根据老人感受，自行摆放。

2. 情景模拟演练（自身准备、环境评估及整理用物部分省略）

护士："王大爷，您好！我是您的责任护士，您叫我小李就行了。今天我将帮助您进行体位变换训练。首先，我会核对一下您的基本信息，包括姓名、年龄、体重、生命体征等，并评估您的活动能力和局部受压情况。您能配合我吗？"

王大爷："当然可以，小李护士。但是我真的很担心我不能恢复到以前的样子。"

护士："王大爷，我理解您现在的担忧。每个人康复过程的恢复速度和程度是不同的。我们会尽一切努力帮助您的。"

王大爷："每次看到我无法控制的肢体，我都会感到很焦虑。"

护士："王大爷，我完全理解您的感受。面对这样的情况，感到焦虑是很正常的。但请相信，我们的团队会一直陪伴在您身边，为您提供必要的帮助和支持。我们会根据您的具体情况制定个性化的康复计划，并随时调整以适应您的进展。"

王大爷："谢谢你的理解和支持，小李护士。有你和团队在，我感到很安心。我会尽量配合你们的康复计划，希望能尽快恢复。那我们今天快开始吧。"

护士："王大爷，现在我将为您松开被子，妥善整理固定各种管道。请您保持仰卧位，我会向左侧移动枕头，再移动头部、躯干和腿部，使之靠近左侧（健侧）床边。请放松，我会轻柔地操作，尽量减少您的不适。"

王大爷："好的，小李护士，我会尽量配合。"

护士："现在，我要开始移动枕头了，您的头部稍微向左侧倾斜，然后慢慢将躯干和腿部向左侧移动，使您的身体逐渐靠近左侧床边。请保持呼吸平稳，如果您感到任何不适，请告诉我。"

王大爷："好的，我如果感到不舒服，我会告诉你的。"

护士："王大爷，接下来，我会站在您右侧（患侧），将您的右侧（患侧）上肢外展90度，这样可以更好地支撑您的身体减轻压力。同时，请您将左侧腿部屈膝，这样可以更好地稳定您的身体，减少移动时的不适。"

王大爷："我有时候会想，为什么是我？为什么我要经历这些？康复真是太难了。"

护士："康复确实是一个艰难的过程，但每一次的进步都是向着更好的方向迈出的一步。您每一次的努力和坚持都是值得的，对您的康复至关重要。"

王大爷："谢谢你的鼓励，小李护士。"

护士："来，我们继续，左侧腿部屈膝。"

王大爷："好。"

护士："王大爷，现在，我会向右侧（患侧）转动您的头颈部，请您放松。我会尽量动作轻柔。请您用左手（健侧）抓住右侧床栏，这样可以帮助您保持稳定，减少翻身的难度。"

王大爷："我会抓好床栏的，谢谢你的帮助。"

护士："现在，我会用一只手扶住您左侧（健侧）肩部，另一只手扶住左侧（健侧）髋部，协助您翻向右边（患侧）。您放心，我一定会确保您的安全，如果您在翻身过程中感到任何不适，请随时告诉我，我会立即停止操作。"

王大爷："好的，小李护士。"

护士："王大爷，现在我们已经翻到右边了，现在我将帮助您调整患侧下肢的摆放姿势。膝、髋关节屈曲，踝关节背屈，足背尽量与小腿呈 90 度的摆放姿势，是为了减少下肢的受压，并促进血液循环，同时也有助于减轻下肢的疲劳和不适。左上肢可根据您自己的感受自行摆放。下肢的话健肢在前，患肢在后，髋、膝关节屈曲。"

王大爷："我会尽量摆放好的，希望不会有不适。"

护士："如果您在过程中感到不适，请随时告诉我。我们会随时调整，以确保您的舒适和安全。"

王大爷："好的，小李护士，我知道康复过程可能会很辛苦，但我相信它对我有帮助。我每天都在学习新的技巧，希望有一天能完全恢复。"

护士："王大爷，您的积极态度真的让我非常感动。您已经做得很好了，每天的进步都是向着完全恢复迈出的一步。康复确实是一个挑战，但您的努力和坚持会带来积极的改变。您的康复是我们的共同目标，我们相信您一定能够达到。加油，王大爷！"

王大爷:"我一定会尽力配合,一起努力。"

在整个模拟演练过程中,需要全程注意老年人情绪的变化,很可能是突然的一瞬间,由于某个微小的事件或者某个动作都会出现情绪从乐观转为悲伤,及时地给予回应与鼓励,这样的沟通会让老年人更加舒适,增加对医生和护士的信任度。并且全过程的鼓励与赞扬,患者会感到自己的进步被认可,故能有效提高患者对康复治疗的依从性,从而提高治疗效果和康复进度。

第四节　常见疾病护理

一、糖尿病

老年糖尿病是一种在老年人群中常见的慢性疾病,具有一些与年轻患者不同的特殊性。根据《中国老年糖尿病诊疗指南(2021年版)》权威解读,我国老年糖尿病患病人数居全球首位,老年糖尿病患病率为30.2%,并且老年患者中血糖控制达标的比例较低,低血糖风险高,同时服用多种药物的比例较大。2024年2月,由国家老年医学中心、中华医学会老年医学分会和中国老年保健协会糖尿病专业委员会专家共同撰写的《中国老年糖尿病诊疗指南(2024版)》于《中华糖尿病杂志》《中华老年医学杂志》和 *Aging Medicine* 期刊同步发表。《指南(2024版)》指出,老年糖尿病是指年龄≥65岁,包括65岁以前诊断和65岁以后诊断的糖尿病患者。其中还强调了老年糖尿病患者的综合评估和管理,提出了针对不同健康状态的个体化治疗、护理及康复策略。这包括对患者的躯体情况、功能状态、心理健康和社会环境状况等多方面的评估,并根据评估结果制定治疗计划,旨在提高老年人的生活质量。

在老年糖尿病患者的护理教学中,可以使用标准化患者进行相关教学。

案例3.14:患者李奶奶,65岁,因"右足皮肤破溃、流液10余天"入院。10余天前因水鞋摩擦致右足拇趾末端形成水疱,伴疼痛明显,无畏寒、发热，无乏力、低热、干咳，无胸闷、心悸，无晕厥等不适。未给予特殊处理，水疱未消退。1周前患者自行用针刺破水疱，后出现局部皮肤破溃、流液，伴疼痛、红肿明显，仍无畏寒、发热、咳嗽、咳痰、胸闷、心悸、乏力等特殊不适。4天前于私人诊所输液治疗及药物敷于创面（具体不详），经处理后患者病情未见明显好转，且局部红肿、疼痛明显加重。今为求进一步诊治就诊我院。门诊以"足皮肤感染"收入院。患者病来精神、饮食、睡眠稍差，二便如常，体重无明显增减。

既往体健，患糖尿病10余年，长期口服"二甲双胍50mg po tid"控制血糖，未规律检测血糖，血糖控制欠佳。否认肝炎、结核、伤寒病史，否认先心病、麻疹等病史，否认药物、食物过敏史，否认外伤手术、输血史，接种疫苗按计划进行。

常住本地，家庭条件一般，无粉尘放射性物质接触史，否认疫区居住史，无吸烟史、无饮酒史，否认性病及冶游史。

专科检查：右足可闻及明显臭味，踝关节红肿明显，右足跟见一大小约 5 cm×6 cm 血疱，未见明显破溃，触痛明显。右足背中段至足趾红肿明显，见部分创面皮肤破溃、流液，约 8 cm×9 cm，以右足拇趾明显，见足趾末端约 1 cm×1 cm 破溃创面，探查右窦道，与足趾背侧及侧面创面相通，面积约 4 cm×5 cm，腔隙内见大量乳白色液体溢出，触痛不明显，局部皮温稍高，足背动脉搏动可。

入院时测末梢血糖为 18.7 mmol/L。

题目：请围绕以上基本情况，对患者进行身体健康评估、心理健康评估及社会健康评估。要求15分钟内完成。

（一）标准化患者扮演者需要做的准备

1. 熟悉案例中患者的基本情况

患者65岁，10余天前因穿水鞋下地干活，水鞋摩擦致右足拇趾末端形成水疱，疼痛明显，但未予处理；1周前用缝衣服的针刺破水疱，疼痛；4天前于私人诊所输液治疗及药物敷于创面（具体不详），未见明显好转，疼痛明显加重。这10多天以来由于疼痛以及焦虑等原因影响精神、饮食、睡眠；大小便正常。

2. 熟悉案例中患者的疾病及用药情况

既往患糖尿病 10 余年，长期口服二甲双胍 tid，未规律检测血糖，其余疾病均否认。

3. 熟悉案例中患者的社会健康状况和社会功能

家庭状况：李奶奶家庭条件一般，与配偶同住，育有一儿一女，均已成家，家庭成员关系和睦，但在李奶奶生病期间，家庭经济和情感压力有所增加。

经济状况：李奶奶家庭经济状况一般，主要经济来源为务农，有一定的经济压力。此次生病可能导致家庭经济负担加重，尤其是在治疗费用方面。

生活自理能力：李奶奶患病前能够独立完成日常生活活动，如做饭、打扫卫生等。但目前因足部感染，生活自理能力受到影响，需要家人协助。

社交活动：李奶奶平时喜欢与邻居聊天。生病后，她的社交活动明显减少，主要局限于病房内与病友交流。

生活方式：李奶奶平时生活作息规律，无不良嗜好。但因糖尿病病史，饮食控制欠佳。

健康观念：李奶奶对健康有一定认识，但在疾病预防和治疗方面，存在一定误区，如未能规律检测血糖等。

4. 熟悉案例中患者的心理变化情况

（1）焦虑。李奶奶可能会担心自己的右足皮肤破溃、流液的症状继续恶化，会影响行走功能，甚至导致更严重的并发症，如败血症，甚至截肢等。她可能会反复思考这些问题，导致心理负担加重。由于之前在私人诊所的治疗并未见效，李奶奶可能会对医院的治疗方案也产生疑虑，担心这次治疗是否能够有效果，自己的病情能否得到控制。可能出现情况有：

反复询问医护人员关于病情和治疗的问题。如"医生，我这个脚到底是怎么了？会不会好不起来啊？""那我这个感染是怎么引起的呢？是不是因为我之前没处理好那个水疱？"

对治疗过程中的每一个细节都格外关注，担心有任何疏漏。如"护士，我这个药是几点吃的啊？吃了会不会有副作用？""那换药的时候，你们一定要仔细啊，我怕伤口再感染了。"

夜间睡眠质量下降，可能出现失眠、多梦等情况。如自言自语或者对护士说："这晚上也睡不着，脚疼得厉害，还老做梦，梦见脚好不了。""哎，我也想睡个好觉，可是心里就是慌得很，老是想着这个病。"

（2）恐惧。对于疾病的未知和可能导致的严重后果，李奶奶易产生恐惧感。考虑到家庭条件一般，李奶奶担心治疗费用给家庭带来负担，从而加剧她的焦虑与恐惧情绪。

一是对疾病本身的恐惧。如"医生，我这个脚上的伤口为什么一直不好，还会流水？这是不是什么严重的病啊？""我听人说，脚上的毛病严重了要截肢，我会不会也变成那样？我真的很害怕。"

二是对经济负担的恐惧。如"这些治疗要花很多钱吧？我们家里条件不好，这可怎么办啊？""可是我看到医药费单子就心里发慌，真不知道能不能负担得起。"

（3）依赖。患者在生病时，可能会更加依赖家人和医护人员，希望得到更多的关心和照顾。

一是情感上的依赖。如"女儿啊，你今天能早点来看我吗？我感觉心里特别慌，你多陪陪我吧。"也有可能害怕麻烦家人，虽然心里想要家人的陪伴，但是语言上会表现为"女儿啊，你忙你的，我在医院都很好，你别来回跑了。"

二是对医护人员的依赖。如"护士啊，我今天感觉特别不舒服，你能多来我这里多看看我吗？"

5. 掌握案例中患者的面部表情

（1）焦虑时的面部表情。

眉头：眉头紧锁，显示出她的内心焦虑和不安。

眼神：眼神显得有些呆滞，眼角可能带有轻微的泪光，反映出她对病情的担忧和对未来的不确定感。在进行情景演练前，可使用微量眼药水滴入眼内，形成泪光。

嘴角：嘴角向下弯曲，形成一个轻微的倒 U 形，表明她的情绪低落。

（2）恐惧时的面部表情。

眼睛：睁大双眼，面对可能的严重后果，显示出她的恐惧和惊讶。

张嘴惊讶：在表达恐惧时，嘴巴可以微微张开，表现出一种惊讶和无措。

（3）疼痛时的面部表情。

眉头紧皱：疼痛时，紧皱眉头，形成深纹，表明她在忍受痛苦。

眼睛微闭：因为疼痛而闭上眼睛，或者眼睑紧绷，显示出她在努力忍受不适。

嘴角扭曲：疼痛可能导致她的嘴角向一侧扭曲，有时可能会发出轻声的呻吟。

（4）寻求安慰时的面部表情。

眼神期待：在寻求家人或医护人员的安慰时，眼神可能会充满期待，希望得到积极的回应。

微笑无力：尝试微笑，但笑容通常显得无力，反映出她内心的脆弱和需要支持。

6. 掌握案例中患者的肢体动作

（1）焦虑时的肢体动作。

手指纠缠：无意识地纠缠或扭绞手指，这是一种常见的焦虑表现。

轻轻跺脚：在焦虑的情绪下，坐着或站立时轻轻跺脚（健侧肢体）。

身体紧张：身体可显得僵硬，肩膀抬高，背部不自觉地挺直，显示出内心的紧张。

（2）恐惧时的肢体动作。

双手捂脸：在感到恐惧时，可以用双手捂住脸部，尤其是当听到关于病情的坏消息时。

身体退缩：她可能会不自觉地退缩或向后靠，试图远离令她感到恐惧的事物。

双臂交叉：交叉双臂可能是一种自我安慰的姿势，也是对恐惧情绪的一种身体反应。

（3）疼痛时的肢体动作。

抱住受伤的脚：在疼痛加剧时，可以用双手抱住受伤的脚，试图减轻不适。

身体弯曲：疼痛可能会让身体前倾或弯曲，试图通过改变姿势来缓解疼痛。

轻轻抚摸伤口：她可能会轻轻抚摸或按压伤口周围的皮肤，尽管这样做可能会加剧疼痛。

（二）标准化患者特殊妆造准备

1. 面部妆造

粉底液：选择比李奶奶肤色稍暗的粉底液，以营造出因病而略显苍白晦暗的肤色。

老年妆粉底或皱纹膏：用于在额头、眼角、嘴角等部位塑造皱纹。

老年斑笔或棕色调的眼影：用于在面颊和手上绘制老年斑。

2. 肢体伤口妆造（以下为基础伤口妆造步骤，熟悉后可根据案例进行适当调整，使其更加贴合案例）

（1）伤口妆造材料。

伤口妆造材料包括肤蜡、延展油、血浆、硫化乳胶、伤效四色油彩、万能刀，均属于特殊妆造基础材料。

（2）妆造步骤。

使用万能调刀，将刀片轻轻插入肤蜡块中，沿着预想的线条，慢慢挖出一块肤蜡。将挖出的肤蜡块放在手心，用手轻轻揉搓。随着温度的升高，肤蜡逐渐变得柔软。此时，可以开始根据需求，将肤蜡捏成条状。在捏制过程中，要注意保持条状的均匀和光滑，避免出现凹凸不平的现象。

确保皮肤表面干净、干燥，没有油脂或其他化妆品的残留，这样可以保证肤蜡能够更好地黏附在皮肤上。取出捏好的条状肤蜡，轻轻放在皮肤上，选择合适的位置，准备塑造疤痕。用万能调刀的刀片轻轻按压肤蜡，使其紧密贴合皮肤。在按压的过程中，要注意力度要均匀，避免造成不自然的皱褶或空隙。在疤痕的边缘部位，可以适当加大力度，使肤蜡与皮肤接触更加紧密，形成自然的疤痕边缘。根据自己需要的疤痕形状，可以用万能调刀的尖端轻轻勾勒出疤痕的轮廓。如果需要疤痕显得更加逼真，可以在肤蜡上刻画一些细微的线条，模拟疤痕的纹理。在这个过程中，要细心操作，避免用力过猛损伤皮肤。

轻轻用手指蘸取少量延展油，注意不要蘸取过多，以免造成肤蜡过于油腻，影响附着效果。指尖轻轻放在肤蜡边缘的位置，开始缓慢而均匀地推动肤蜡，使其沿着皮肤表面延展，用手指的侧面轻轻按压肤蜡，将延展油均匀涂抹在肤蜡与皮肤接触的边缘部分。如果发现有缝隙或不平整的地方，可以适当增加延展油的用量，并用手指轻轻揉搓，直至肤蜡完全贴合皮肤。继续用手指轻轻推压，直到肤蜡边缘与皮肤之间的界限变得模糊，疤痕的整体形状更加和谐。再用干净的纸巾或棉签轻轻擦拭多余的油分，以避免油光过亮，影响最终效果。

用万能调刀的刀片蘸取适量的硫化乳胶，注意不要蘸取过多，以免造成浪费或使涂层过厚，影响干燥速度和最终效果。将蘸有硫化乳胶的万能调刀轻轻涂抹在已经塑形好的肤蜡疤痕周围，以及疤痕本身。涂抹时要均匀，确保整个疤痕区域都被硫化乳胶覆盖。这样做可以增强肤蜡与皮肤的黏合力，同时为后续的刮破干皮步骤打下基础。涂抹完成后，使用吹风机设置在低温档，对涂有硫化乳胶的区域进行吹干。吹风机的风速不宜过大，以免吹散肤蜡或造成硫化乳胶不均匀。吹风的过程中，要保持吹风机与皮肤的距离适中，避免过热损伤皮肤。耐心等待硫化乳胶完全干燥。干燥时间可能会因环境温度和湿度而有所不同，通常需要几分钟。当硫化乳胶变干，皮肤表面会出现一层薄膜，这时可以触摸检查是否已经干燥。确定干燥后，轻轻用万能调刀的尖端在疤痕区域的干皮上划动，力度要适中，避免用力过猛伤及皮肤，可以沿着疤痕的纹理方向进行刮破，以模拟真实的疤痕裂开效果。

准备好伤效油彩套装，确保包含深红色、红色和淤青色等所需的颜色。开始上色时，先从伤口内部着手，用干净的化妆刷蘸取适量的深红色油彩，轻轻涂抹在伤口内部。深红色能够模拟出血肉的色泽，是伤口内部的主要颜色。在上色时，要注意从伤口中心向外渐变，颜色中心最深，向外逐渐变浅,以营造出自然的层次感。接着,在深红色基础上,叠加一层红色油彩。这层红色要比深红色浅一些,用来模拟新鲜血液的颜色。在伤口内部颜色完成后,转向伤口的边缘。伤口边缘通常会因血液沉积而呈现淤青色,故用干净的化妆刷蘸取淤青色油彩,轻轻涂抹在伤口边缘。淤青色的应用也要注意渐变,边缘处颜色较深,向周围皮肤过渡时颜色逐渐变浅。在上色过程中,要不断比较伤口与周围皮肤的色调,确保颜色的自然过渡。可以使用化妆刷轻轻晕染,使颜色界限不那么明显,从而增强伤口的真实感。

伤口区域的油彩已经完全干燥后,准备上仿真血浆膏、仿真液体血浆。仿真血浆膏是一种凝胶状的物质,可以用于伤口的底层,为后续的液体血浆提供一个黏附的基底。用干净的手指或小号化妆刷蘸取适量的仿真血浆膏。轻轻地将血浆膏涂抹在伤口内部,尤其是深色和红色的区域,模拟出血肉的质感。在涂抹血浆膏时,要注意从伤口中心向外渐变,中心部分可以涂抹得稍厚一些,向外则逐渐变薄,以营造出自然的出血层次。必要的话可以用手指或化妆刷轻轻揉搓血浆膏,使其更好地融入伤口的细节和纹理中。最后用滴管或小勺轻轻吸取仿真液体血浆,将液体血浆滴在伤口的中心部位,让血浆自然流淌,模拟血液流动的轨迹。还可以用化妆刷轻轻引导血浆的流向,使其沿着伤口边缘或特定方向流动。在液体血浆干燥之前,轻轻摇动或拍打伤口周围的皮肤,使血浆流动更加自然,并渗入伤口的细节中。图3.3为擦伤模拟,图3.4为破溃流血渗液伤口模拟,图3.5为足背大水疱破溃模拟。

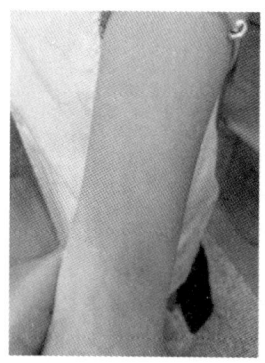 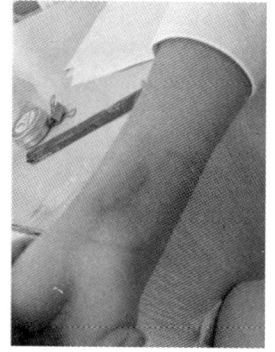

图 3.3　擦伤模拟

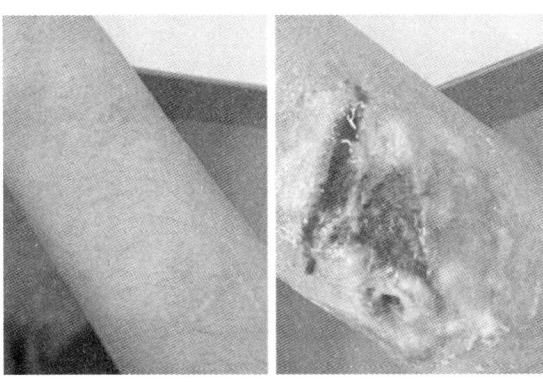

图 3.4 破溃流血渗液伤口模拟

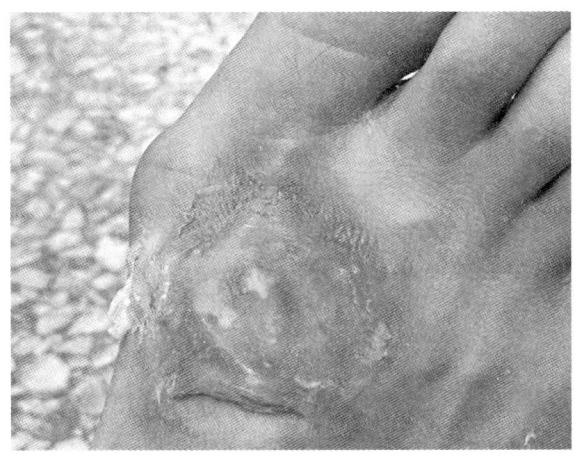

图 3.5 足背大水疱破溃模拟

（三）标准化患者其他准备

患者可携带相应道具，如门诊病历及相关辅助道具。门诊病历内写清楚生命体征 T 36.5 ℃，P 88 次/分，R 20 次/分，BP 120/80 mmHg，随机血糖 18.7 mmol/L。辅助道具如老年假发、宽松老年衣物、拖鞋、拐杖等。

（四）护士进行评估的物品准备（模拟病房内收治新入院患者）

就诊桌椅，固定摆放。
准备好相关物品，学生在进行评估前自行拿取自认为需要用到的物品。

大致有以下物品：血压计、听诊器、体温计、笔、各类评估表、棉签、碘伏、手消毒液等。

（五）标准化患者任务

表演案例，并观察学生的表现。在模拟评估结束后，根据评分表，给学生打分（见表3.4）。

表 3.4　标准化患者评分表

内容	得分		
考生向我进行了自我介绍	0	1	2
很尊重我	0	1	2
跟我有恰当的眼神交流	0	1	2
不打断我说话	0	1	2
使用我听得懂的表达方式，不使用医学术语	0	1	2
确定我是否听明白了	0	1	2
鼓励我提问	0	1	2
表现出对我的关心	0	1	2
对我的担心有回应	0	1	2
总分			

打分说明："0"表示没有做出，"1"表示做出了行为但需要改进，"2"表示标准化患者对考生的表现很满意。

（六）培养目标

通过以上案例中标准化患者与学生的情景模拟，旨在培养学生具备以下能力：

1. 临床思维能力

通过模拟真实的临床场景，学生需要运用自己的医学知识和技能，进行病情评估和诊断推理。

2. 沟通能力

学生需要学会与标准化患者进行有效的沟通，包括倾听、提问、解释和安慰等，以建立良好的医患关系。

3. 人文关怀能力

学生需要展现出对标准化患者的关心和同情，理解标准化患者的情感需求，并在此基础上提供适当的支持和指导。

4. 综合运用能力

学生需要将所学知识与技能综合运用到临床实践中，包括病情评估、护理方案的制定、医嘱的传达等。

5. 应变能力

在情景模拟中，学生可能会遇到一些突发情况或意外问题，需要迅速作出反应和决策。比如患者问"我会被截肢吗？""我会死吗？"类似的问题，都需要结合患者实际，进行合理地回答，还需要注意安抚患者情绪。

6. 团队协作能力

在一些情景模拟中，学生可能需要与同学（医护人员）合作，共同处理复杂的病例。比如该案例中，患者右足皮肤感染伴疼痛、流液等情况，可以多名同学共同协助为患者进行伤口评估，测量伤口的面积，评估伤口的严重程度等。

7. 批判性思维能力

学生需要对标准化患者的症状和表现进行深入分析，识别潜在的问题和风险，并提出合理的解决方案。

8. 法律和伦理知识

在情景模拟中，学生需要遵守相关的法律和伦理规定，尊重标准化患者的权益，保护标准化患者的隐私。

二、高血压

老年高血压是以体循环的动脉收缩压以及舒张压持续升高为主要特点的全身性疾病，患者为年龄≥65岁的老年人，其收缩压增高、舒张压下降，脉压差增大、血压波动性大、有血压昼夜节律异常等。

老年高血压的病因尚未完全明确，但可能与多种因素相关，如遗传、年龄增长导致的大动脉管腔变窄和硬度增加，以及不良的饮食习惯、血管疾病等。这种疾病在老年人群中非常普遍，根据2012至2015年的调查，中国老年高血压的患病率为53.2%，且呈上升趋势。

关于老年高血压的管理，根据《中国老年高血压管理指南（2023）》，重点在于个体化的血压管理策略。指南推荐，对于65～79岁的非衰弱老年高血压患者，应将血压控制在 < 130/80 mmHg；对于年龄≥80岁的高龄高血压患者，血压控制目标为 < 150/90 mmHg，如果耐受性良好，可以尝试更低的血压控制目标。

治疗老年高血压通常需要药物治疗和生活方式干预相结合。药物治疗原则包括小剂量起始、使用长效药物、联合用药以及个体化治疗。常用的降压药物包括钙通道阻滞剂、血管紧张素转换酶抑制剂、血管紧张素受体阻滞剂、利尿剂和β受体阻滞剂等。

在老年高血压患者的护理教学中，可以使用标准化患者进行相关教学（该部分主要模拟护士为患者做健康宣教）。

案例3.15：患者林奶奶，68岁，因"反复头晕、头痛10余年，再发1周"入院。10余年前因头晕、头痛于家中测血压，发现血压升高，最高血压达160/? mmHg，无视物模糊、黑矇、意识障碍，无恶心、呕吐、胸闷、胸痛、心悸、气粗等不适。院外不规律口服"北京降压0号"、酒石酸美托洛尔等药物控制血压，自诉血压控制不理想，1年前开始规律口服"盐酸贝那普利10 mg po qd"控制血压，检测血压波动在130/80 mmHg左右。1周前患者无明显诱因再次出现头晕、头痛症状，伴闷沉感，以额顶部为主，与体位改变无关，无视物模糊、旋转、晕厥、黑矇，无耳鸣、听力进行性下降，无恶心、呕吐，无猝倒、肢体麻木，无四肢抽搐、乏力，无偏瘫、失语，无畏寒、发热等不适，监测血压最高达 178/112 mmHg，自行将盐酸贝那普利调整为"10 mg po bid"控制血压，监测血压仍控制不理想。为进一步诊治遂就诊，门诊以"高血压"收治入院，病来精神、饮食、睡眠可，二便如常，体重较前无明显增减。

既往史：平素身体状况一般。10余年前因右上肢前臂骨折于某医院行骨折切开复位内固定术（具体不详）；否认糖尿病、冠心病、肾病等慢性病史；否认乙型肝炎、肺结核、伤寒等传染病史；无输血史，否认药物及食物过敏史；预防接种史不详；呼吸、泌尿、消化、造血、心血管、内分泌、骨骼、神经等系统回顾无阳性症状。

个人史：无疫区居住史；无长期工业毒物、粉尘、放射性物质长期接触史；无吸烟史，无饮酒史；无吸毒史，否认冶游史及其他特殊嗜好。

家族史：父亲已故，母亲已故，双亲均有高血压病史；否认糖尿病、肿瘤等有遗传性疾病史及其他遗传倾向疾病。

体格检查：T 36.5 ℃，P 59 次/分，BP 170/108 mmHg，发育正常，体型肥胖，身高 150 cm，体重 80 kg，神志清楚，精神尚可，慢性病容，正常步态步入病房。

题目：请围绕以上案例基本情况，继续深入评估，对患者进行高血压疾病健康宣教。

（一）标准化患者扮演者需要做的准备

1. 熟悉案例中患者的基本情况

患者因"反复头晕、头痛10余年，再发1周"入院。1周前患者无明显诱因出现头晕、头痛症状再发，伴闷沉感，以额顶部为主，病来精神、饮食、睡眠可，二便如常，体重较前无明显增减。

2. 熟悉案例中患者的疾病及用药情况

院外不规律口服"北京降压 0 号"、酒石酸美托洛尔等药物控制血压，自诉血压控制不理想，1 年前开始规律口服"盐酸贝那普利 10 mg po qd"控制血压，1 周前监测血压最高达 178/112 mmHg，自行将盐酸贝那普利调整为"10 mg po bid"控制血压。

3. 熟悉案例中患者的社会健康状况和社会功能

（1）家庭状况：林奶奶的子女孝顺，但工作繁忙，无法长期陪伴在身边。

（2）经济状况：林奶奶家庭经济状况较好。

（3）生活自理能力：林奶奶能够独立完成日常生活活动，如做饭、打扫卫生等。

（4）社交活动：林奶奶平时喜欢参与社区活动。

（5）生活方式：林奶奶喜欢吃红烧肉、腊肉等烟熏制品，无吸烟、饮酒等不良嗜好。

（6）健康观念：林奶奶对疾病的认识不足，可能导致血压控制不稳定。

4. 熟悉案例中患者的心理变化情况

焦虑和担忧：由于血压控制不稳定和头晕、头痛症状的再发，林奶奶可能会感到焦虑和担忧。她担心自己的健康状况，害怕病情恶化导致严重的并发症。

挫败感：林奶奶之前尝试通过调整药物剂量来控制血压，但效果不理想，这可能导致她感到挫败和无助，觉得自己对病情的控制力不足。

孤独感：由于子女工作繁忙，林奶奶容易感到孤独，特别是在需要支持和帮助时。这种孤独感可能会加剧她的心理压力。

恐惧：高血压导致的心脑血管并发症可能会让林奶奶感到恐惧，尤其是如果她了解到这些并发症的严重性。

希望和乐观：尽管面临健康挑战，林奶奶在入院后可能会因为得到专业医疗团队的照顾和治疗而感到希望和乐观，期待病情能够得到有效控制。

5. 掌握案例中患者的面部表情（同案例 3.14）

（二）护士进行评估的物品准备（模拟病房内对患者进行健康宣教）

教室内：就诊桌椅，固定摆放。

病房：床单元、床头柜、椅子。

准备好相关物品，学生在进行评估前自行拿取自认为需要用到的物品。大致有以下物品：血压计、听诊器、体温计、笔、各类评估表、棉签、碘伏、手消毒液等。

（三）学生任务

1. 收集患者相关信息

结合案例及自己进行的深入评估，得到患者的相关信息。

2. 准备宣教资料

根据患者的情况，对患者进行高血压疾病健康教育指导。

3. 反　思

操作结束后进行反思报告的撰写，记录本次情景演练中自己做得好的地方、需要改进的地方，以及别的同学在操作中值得自己学习的优点。

（四）学生需要做的准备（该案例的情景模拟，重点学习高血压疾病健康教育指导）

1. 复习高血压的病理生理、临床表现、并发症、治疗原则和预防措施

该处为学生自行复习的内容，以下选取了部分标准化患者较为突出的表现作为相关阐述。

（1）高血压常见临床表现。

无症状：许多患者无明显症状，仅在体检或因其他疾病就诊时发现血压升高。

头晕、头痛：血压波动或突然升高时，患者可能出现头晕、头痛等症状。

心悸、气促：心脏负担加重，引起心悸、气促等症状。

视力模糊：血压升高可能导致眼底病变，引起视力模糊。

其他症状：部分患者可能出现耳鸣、失眠、记忆力减退等症状。

（2）长期高血压可导致的并发症。

心血管疾病：冠心病、心肌梗死、心力衰竭、心律失常等。

脑血管疾病：脑出血、脑梗死、短暂性脑缺血发作等。

肾脏疾病：肾小球硬化、肾功能不全等。

视网膜病变：视网膜动脉硬化、出血、渗出等。

周围血管疾病：下肢动脉硬化、闭塞等。

2. 准备宣教材料

制作或收集高血压健康宣教的PPT、手册、图表等资料；准备血压计，以便进行现场演示如何正确测量血压。

3. 练习沟通技巧

第一，练习使用通俗易懂的语言进行讲解，避免使用专业术语，将专业术语转换为日常用语，使用比喻来解释复杂的医学概念。例如，将"收缩压和舒张压"解释为"血压计上显示的两个数字，上面的数字代表心脏跳动时的压力，下面的数字代表心脏休息时的压力"；将血管比作水管，解释高血压时水管承受的压力增大。

第二，练习倾听技巧，确保能够理解林奶奶的疑问和需求。耐心等待对方说完，不要打断患者的发言，通过点头、眼神接触等非语言方式表明在认真倾听；练习通过提问来澄清对方的意思，例如"您提到的头痛是持续性的吗，还是偶尔发生？"使用同理心的语言，如"我理解这可能让您感到担忧，让我们一起来找出解决办法。"注意给予反馈，确认你已经理解了患者的疑问和需求，如"您担心血压控制不稳定，可能会影响您的日常生活，对吗？"

4. 准备应对问题

预测林奶奶可能提出的问题，准备相应的回答。如：

问："我为什么会得高血压？"

答："高血压的成因很复杂，包括遗传因素、年龄增长、不良生活习惯等。您父母都有高血压，这可能是一个遗传因素。另外，随着年龄的增长，血管可能会变得更加僵硬,这也是一个常见的原因。"

问:"我需要吃多久药?可以停药吗?"

答:"高血压通常需要长期药物治疗。是否能停药需要根据您的血压控制情况和医生的建议来决定。请按时服药,并定期复查血压。"

问:"我需要改变饮食习惯吗?"

答:"是的,健康饮食对控制血压非常重要。建议减少食盐摄入,多吃新鲜蔬菜和水果,减少油腻食物的摄入。"

5. 学习如何处理宣教过程中可能出现的突发情况

林奶奶提出的问题超出了自己的知识范围时,可以这样回答:"林奶奶,您问的这个问题非常好,但是很抱歉,这个问题涉及一些专业的医学知识,我目前不太确定具体的答案。我会帮您查找相关的资料,或者您也可以在下次复诊时,向您的医生咨询,他们会有更专业和详细的解答。您的健康对我们来说非常重要,我们一定会尽力为您提供准确的信息。"

林奶奶对治疗方案有疑问或抵触时,可以这样回答:"林奶奶,我理解您对治疗方案有些疑问和担忧,这是很正常的。请您告诉我,您具体担心的是什么?我会尽力为您解答。治疗高血压确实需要一些时间和耐心,而且每个人的情况都不同,所以治疗方案也会有所差异。""您觉得怎么样?我们可以一起列出您的担忧,然后在下次复诊时和医生详细讨论,或者如果您愿意,我可以帮您预约一个时间,和医生单独讨论这些问题。我们的目标是确保您能够得到最合适的治疗,同时让您感到安心和舒适。"

6. 制定宣教计划

确定宣教的重点内容,如调整生活方式、药物治疗、血压监测等。制定宣教的时间安排,确保内容全面且有序。

(1)调整生活方式。

饮食调整:强调适量饮水的重要性,避免过多摄入含咖啡因的饮料;建议低盐、低脂、高纤维的饮食,多吃新鲜蔬菜和水果,减少油腻食物和加工食品的摄入。

适量运动:强调运动的重要性,以及如何选择适合自己的运动方式。

推荐每周至少 150 分钟的中等强度有氧运动，如散步、慢跑、游泳或骑自行车。

体重管理：强调保持健康体重的重要性，建议通过合理饮食和运动来控制体重，提供一些实用的体重管理技巧，如记录饮食和运动日志。

戒烟限酒：强调吸烟和过量饮酒对血压的负面影响，并建议戒烟和限制饮酒。

心理平衡：建议通过冥想、深呼吸练习等方式来减轻压力和焦虑；鼓励患者寻求心理咨询，以获得情感支持。

（2）药物治疗。

解释药物治疗的重要性，以及如何正确服用降压药物和处理药物的副作用；强调按时服药的重要性；提醒患者在改变药物剂量或停止用药前咨询医生。

（3）血压监测。

演示如何正确使用血压计，包括正确的测量姿势和时机；强调定期监测血压的重要性，以及如何记录血压数据；解释血压值的意义，以及如何根据血压数据调整生活方式和治疗方案。

（五）情景模拟演练过程（仅供参考）

护士："林奶奶，您好！我是您的责任护士，我叫小西，很高兴见到您。今天我要为您做高血压的健康宣教了，您今天感觉怎么样？"

林奶奶："我今天感觉还可以，就是最近头晕和头痛又有点犯了。"

护士："林奶奶，您的头晕头痛都跟您的血压有很大的关系，今天我将为您提供关于高血压的健康宣教。这个宣教将包括生活方式调整、药物治疗和血压监测等方面。我们的目标是帮助您更好地理解如何控制血压，并减少并发症的风险。"

林奶奶："哦，原来是这样。谢谢你告诉我这些，我会注意的。我之前也有在吃药，但是好像效果不太好。"

护士："林奶奶，我了解到您之前已经采取了一些措施来控制血压，这非常棒。现在，我将为您提供一些额外的建议，帮助您在日常生活中更好地管理您的血压。"

林奶奶："好的，小西。我很愿意听一听这些建议。"

护士："林奶奶，饮食对控制血压来说是非常重要的。首先，我建议您尽量减少盐分的摄入，因为过多的盐分会让您的身体保留更多的水分，从而增加血压。您可以尝试使用酱油、醋或其他调味品来增加食物的口味，而不是单纯增加盐分。我看你之前说特别喜欢吃腊肉、香肠这类腌制品，我也很喜欢吃，但是这些腌制品的盐分都比较高，咱们可以试着先减少一些好吗？"

林奶奶："是的，小西护士，我明白高盐分食物对血压不好。我确实很喜欢吃腊肉、香肠这些腌制品，但我也知道它们对身体不好。不过，我担心口味会变得不太习惯。"

护士："咱们不是一下子就全部戒掉，这个您放心，我们先试着减少吃这些食物的频率好吗？比如之前咱们是每天都吃，现在咱们先试着隔一天吃一次，怎么样呀？"

林奶奶："嗯，这样可以。"

护士："林奶奶，平时您爱吃蔬菜水果吗？"

林奶奶："平时还挺爱吃蔬菜水果的。"

护士："这个习惯很好。多吃蔬菜和水果对您的健康非常有益。它们富含纤维和各种维生素，可以帮助您保持健康的体重，并且对控制血压也有帮助。对了，我还了解到你很喜欢吃红烧肉是吗？"

林奶奶："对对对！我做的红烧肉，又糯又香。"

护士："林奶奶，您说得我也馋了。不过呀，红烧肉这类油腻食物中含有较多的脂肪，摄入过多可能会导致体重增加，进而增加心脏负担，使血压升高。下次您试试清蒸的鱼，这样不仅可以减少油脂的摄入，还能保留食物中的营养成分，鱼肉又是优质蛋白质，味道也很鲜美的。"

林奶奶："哎呀，小西护士，听你这么一说，我都有点迫不及待想要试试清蒸鱼了！红烧肉虽然好吃，但是确实是太油腻了，我应该少吃点。谢谢你给我推荐清蒸鱼，听起来很不错。下次我一定会尝试一下的！"

护士："最后，保持适量的水分摄入也很重要。但是，您应该避免过多摄入含咖啡因的饮料，因为咖啡因可能会暂时性地提高您的血压。不过我看您也不太喜欢喝咖啡，这对您来说很容易，适当增加饮水量就行了。"

林奶奶："好的。"

护士："在运动上呢，林奶奶，您有喜欢的运动吗？"

林奶奶："哎，你就看我这身高和体重，能喜欢到哪去呀。"

护士："适量的运动对于控制血压非常有益，并且能够增强心肺功能，帮助控制体重，要不我们从每天坚持散步 20～30 分钟开始好吗？后面还可以试试打太极拳，太极拳的练习不仅有助于提高身体素质，还能促进身心平衡，对预防和治疗多种慢性疾病，如高血压、糖尿病、关节炎等，都有积极作用。它通过缓慢而连贯的动作，帮助练习者放松身心，增强柔韧性，提高平衡能力和协调性。我们的太极拳可是已经登上了国际舞台呢，很多国际体育赛事都有这个项目。"

林奶奶："听起来散步和太极拳都是很好的选择。我以前也听说过太极拳，知道它有很多好处。我会试着开始每天散步，然后再看看能不能加入太极拳的练习。"

护士："通过饮食和运动的调整，我相信您的体重也会得到改善。接下来，我要给您说说关于高血压的药物了。"

林奶奶："好。"

护士："林奶奶，药物治疗对于控制血压非常重要。我看您入院前还自己把药物的剂量给调整了，这个思路是对的。但是啊，不太安全。咱们要养成定时监测血压，定期到医院复查的习惯，药物调整要听医生的医嘱，毕竟我们的医生更专业，能给您最大的安全保障。"

林奶奶："哎呀，小西护士，我明白了，我自己调整药物剂量确实不太安全。以后我一定遵医嘱，按时服药，不再擅自更改剂量了。定时监测血压和定期复查也很重要，我会记住的。"

护士："林奶奶，咱们的古话常说'是药三分毒'，药物可能会有一些副作用，这是很正常的。如果您在服用药物后有任何不适，比如头晕、头痛或者身体不适，请及时联系医生。医生会根据您的具体情况来调整药物剂量，以确保您能够安全有效地控制血压。另外，为了确保您使用的药物不会相互影响，请告知医生您正在使用的其他药物。这样，医生可以根据您的整体健康状况来调整药物剂量和种类，确保您获得最佳的治疗效果。"

林奶奶："嗯，我现在就只服用了降血压的药物，其他什么都没吃。"

护士："好的林奶奶，刚刚说要定期监测血压，您在家都是怎么监测血压的？用的是什么样式的血压计呀？"

林奶奶："我女儿给我买了一个电子血压计，挺方便的，戴在手腕上，一按测量的按钮，一会就可以看见血压数值了。"

护士："我知道了，林奶奶，您的这个血压计是个腕式的电子血压计，咱们在使用的时候要注意，为了确保测量结果准确，尽量处于一个安静的环境中，放松，这样可以帮助您的心率稳定，从而得到更准确的血压读数。在测量血压之前，我建议您先休息 5～10 分钟，让您的身体和心情得到充分的放松。同时，请确保手臂放置正确。通常情况下，您的手臂应该与心脏保持同一水平，并且您应该坐在有靠背的椅子上，以确保手臂不会因为重力而自然下垂。需要我为您演示如何正确使用血压计吗？"

林奶奶："哦，不用了，这个我已经会了。"

护士："那一会您演示一遍给我看看好吗？"

林奶奶："好的。"

护士："林奶奶，您血压监测后，会记录血压值吗？"

林奶奶："这个呀，没认真记录过。"

护士："林奶奶，记录血压数据对于您控制血压非常重要。每次测量血压后，可以用个本子仔细记录下测得的数值，包括收缩压和舒张压。这样，您可以观察到血压的波动情况，并了解自己的血压趋势。如果发现血压值出现异常波动，比如突然升高或降低，请您及时咨询医生。医生会根据您的血压数据来调整治疗方案，以确保您的血压得到有效控制。"

林奶奶："好的，以后我就专门用个笔记本来记录血压。"

护士："林奶奶，重要的点我都给您说了一遍，你能记得多少呀？"

林奶奶："你瞧我这记性，又快忘完了！这咋办呀？"

护士："没关系的，林奶奶，我一会再把重要的点给您讲一遍，然后把那个高血压预防控制宣教的小宣传册子，也给您一份，记不清的时候，拿出来看看。回头女儿来看您的时候，您让她来找我，我也给她说一下您生活中的注意事项。"

林奶奶："小西护士呀，这真是太感谢您了！"

护士："不客气的林奶奶，这是我们的工作，也是我们的责任，您的健康是我们最大的希望。我们会一直在这里支持您，如果您有任何问题或需要帮助，请随时告诉我们。"

林奶奶："好的，谢谢小西护士。"

本案例中，可能会有人觉得标准化患者的设定过于理想化，真实的患者存在着很多个性化的方面，但使用标准化患者学习的宗旨是为了让学生更好地学习，学到更多的知识，有更多的收获，而不是使用标准化患者去制造问题，刁难学生。

三、老年慢性阻塞性肺疾病

慢性阻塞性肺疾病（COPD）是一种以气流持续受限为特征的肺部疾病，这种气流受限不完全可逆，并呈进行性发展。COPD的主要症状包括呼吸困难、慢性咳嗽（有时伴有痰）、喘息和疲倦。该疾病通常是由长期吸烟和空气污染引起的，而且是目前全球第三大死因。

（一）老年COPD患者不同于一般成人的特点

1. 生理方面

（1）肺功能下降：随着年龄的增长，老年人的呼吸系统会发生老化，肺组织弹力纤维减少、肺泡腔扩大，导致肺组织弹性回缩力降低，这被称为"老年性肺气肿"改变。此外，老年人的呼吸肌力量减弱，胸廓顺应性降低，导致肺通气功能下降，进一步加剧呼吸困难的症状。

（2）肌肉力量和耐力减少：老年COPD患者在参与肺部康复训练时，可能因为肌肉力量和耐力的限制，对训练的反应不如年轻患者。

（3）免疫系统功能下降：随着年龄的增长，身体产生抗体的能力减弱，使得老年人对新的病原体更难以产生有效的免疫应答，且老年人的T细胞、B细胞和其他免疫细胞的数量和活性都会下降，导致免疫反应的效率降低。这使他们更容易受到感染，而感染会加剧COPD的症状。又由于免疫反应减弱，感染后恢复缓慢，重复感染的可能性大。

（4）感官功能减退：随着年龄的增长，老年人的感官功能往往会逐渐减退,这包括视力、听力和触觉的下降。这些感官功能的减退对老年COPD患者的感知和应对能力都会有较大的影响,如不能按时服药、不能正确使用吸入器或监测症状等。

2. 病理方面

(1)疾病进展:老年COPD患者肺毛细血管床和肺血流量减少,弥散功能减退,导致肺功能受损更为显著。此外,老年患者的肺脏防御能力下降,黏液纤毛清除功能减退,有效咳嗽清除呼吸道吸入颗粒物能力下降,更易发生呼吸道感染,导致COPD反复急性加重,加速疾病进程。

(2)并发症增多:老年COPD患者更可能患有多种慢性疾病,如心血管疾病、糖尿病、骨质疏松症等,这些并发症可能会相互影响,增加治疗难度。

(3)药物代谢改变:随着年龄增长,老年人的肝脏体积和质量会减小,肝细胞数量减少,肝血流减少,肝酶活性降低,这些变化都会影响肝脏对药物的代谢能力。而肾脏功能也逐渐减退,表现为肾小球滤过率下降,肾小管分泌和重吸收功能减弱,导致药物及其代谢产物的排泄减慢。这些都容易导致药物在体内的积累,增加药物副作用的风险,如药效增强,甚至引起中毒。

3. 治疗管理方面

(1)治疗依从性:老年人可能因为认知功能下降、记忆力减退等原因,对治疗计划的依从性较差。

(2)康复潜力:老年人的身体恢复能力较弱,可能对肺部康复的反应不如年轻患者,需要更加个性化的康复计划。

(3)社会支持:老年COPD患者可能由于缺乏足够的家庭和社会支持,面临更孤独的状态。

(4)营养管理:老年人更容易出现营养不良,需要特别注意营养均衡和饮食调整。

(5)综合评估:在治疗管理老年COPD患者时,需要综合考虑他们的整体健康状况、生活质量、预期寿命和其个人意愿。

（二）案例教学

在老年 COPD 患者的护理教学中，可以使用标准化患者进行相关教学（该部分主要模拟护士指导患者做呼吸肌运动训练）。

案例 3.16：患者张爷爷，男，65 岁。因"反复咳嗽、咳痰 30 年，感活动后气促 1 周余，3 天前加重伴呼吸困难"就诊。患者 30 年前开始出现反复咳嗽、咳痰，每年持续 3 个月以上，咳白色黏痰，秋冬季节症状加重，未规律诊治。近 1 周来，患者咳嗽、咳痰症状明显加重，痰量增多，呈黄色脓性，活动后出现明显气促，休息后缓解不明显，无明显胸痛、发热。3 天前患者出现胸闷、心悸等症状，夜间有时因呼吸困难而醒来。

既往史：10 年前曾因"慢性支气管炎急性发作"住院治疗。有高血压病史 5 年，目前服用降压药控制血压，血压控制情况良好。否认糖尿病、心脏病等其他慢性病史。

个人史：目前退休在家，与配偶同居。退休前为建筑工人，长期接触粉尘。饮食上口味偏咸，喜食油腻食物，蔬菜摄入较少。平时作息规律，但缺乏运动。长期吸烟史 40 年，平均 60 支/日。有饮酒习惯，饮用白酒 100 mL/日。

家族史：父亲有 COPD 病史，早逝于肺癌；母亲有高血压病史，逝于心脏手术并发症；姐姐患糖尿病；弟弟患高血压。否认家族中遗传性疾病及肿瘤病史。

体格检查：神志清楚，慢性病容，呼吸稍促，口唇无发绀。胸廓呈桶状，胸廓前后径增大，肋间隙增宽，剑突下角增宽。双侧呼吸动度减弱，双肺叩诊过清音，双肺呼吸音减弱，双下肺可闻及散在干、湿性啰音。心率 78 次/分，心律齐，未闻及明显病理性杂音。双下肢无水肿。

辅助检查：血常规提示白细胞计数正常，中性粒细胞比例升高；血气分析：pH 7.45，PaO_2 55 mmHg，$PaCO_2$ 40 mmHg；肺功能检查：FEV1/FVC < 70%，FEV1 占预计值百分比为 50%；胸部 X 光：双肺透光度增加，肋膈角变钝。

诊断：慢性阻塞性肺疾病急性加重期；

高血压病 2 级。

治疗计划：短期使用短效 $β_2$ 受体激动剂及抗胆碱能药物雾化吸入；口服或静脉滴注抗生素治疗；低流量吸氧治疗；血压监测及调整降压药物；呼吸功能锻炼及肺康复指导；健康教育，包括戒烟、合理饮食、适当运动。

题目：请围绕以上案例基本情况，对患者进行呼吸功能锻炼及肺康复指导。

1. 标准化患者扮演者需要做的准备

（1）熟悉案例中患者的基本情况。

反复咳嗽、咳痰 30 年，感活动后气促 1 周余，3 天前加重伴呼吸困难，出现胸闷、心悸等症状，夜间有时因呼吸困难而醒来。

（2）熟悉案例中患者的用药情况。

张爷爷未规律用药。发作严重时至医院住院治疗。

（3）熟悉案例中患者的社会健康状况和社会功能。

① 家庭状况：子女孝顺，共同居住。

② 经济状况：家庭经济状况较好，无经济负担。

③ 生活自理能力：发病时不能较好完成日常生活护理。

④ 社交活动：朋友多，喜欢在小区和朋友下棋。

⑤ 生活方式：吸烟 40 年，平均 60 支/日；饮用白酒 100mL/日。饮食上口味偏咸，喜食油腻食物，蔬菜摄入较少。

⑥ 健康观念：对疾病的认识不足，欠缺规律健康的生活习惯，注重随心所欲。

（4）熟悉案例中患者的心理变化情况。

① 否认心理：由于长期的生活习惯（如吸烟、饮酒等），张爷爷可能对疾病的严重性存在一定的否认心理，不愿意因疾病而改变生活方式。

② 焦虑心理：随着病情的加重，尤其是夜间因呼吸困难醒来，可能会加剧张爷爷对疾病的焦虑。

③ 抵触心理：面对医生提出的治疗计划和健康教育，张爷爷可能会产生抵触情绪，因为他认为自己的生活观念是注重随心所欲，这些治疗计划和自己的观念相冲突。

（5）掌握案例中患者的面部表情：同案例14。

2. 护士进行评估的物品准备（模拟病房内对患者进行呼吸肌运动训练）

病房：床单元、床头柜、椅子。

准备好相关物品，学生在进行评估前自行拿取自认为需要用到的物品，包括血压计、听诊器、体温计、笔、各类评估表、棉签、碘伏、手消毒液、打火机、餐巾纸等。

3. 学生任务

（1）指导患者进行腹式呼吸。

（2）指导患者进行缩唇呼吸。

（3）指导患者进行对抗阻力呼吸。

（4）指导患者进行全身性呼吸体操。

4. 学生需要做的准备（该案例的情景模拟，重点学习COPD患者呼吸肌运动训练）

（1）提前学习呼吸肌运动训练包括腹式呼吸、缩唇呼吸、对抗阻力呼吸、全身性呼吸体操等。

（2）练习沟通技巧。

第一，建立信任与同理心。向张爷爷表明你理解他对自由生活的珍视，以及不愿意因病痛而受限的感受。如"我完全理解您不希望疾病影响到您的日常活动和您对生活的享受。我们都希望您能够继续享受您所热爱的生活，这也是我们共同努力的目标。通过一些呼吸肌运动训练，我们可以一起努力，让您即使在面对COPD的情况下，也能尽可能地保持活动和自由。"

第二，准备充足的相关医学知识储备。向张爷爷详细解释慢性阻塞性肺疾病（COPD）对他生活质量可能造成的长期影响，以及呼吸肌运动训练的重要性。利用他的肺功能检查结果，直观地展示疾病进展和呼吸肌运动训练的潜在益处。如"张爷爷，我想和您详细谈谈慢性阻塞性肺疾病对您生活质量的潜在影响。慢性阻塞性肺疾病是一种逐渐发展的疾病，如果不进行适当的管理，它可能会导致您的呼吸困难越来越严重，日常活动，比如走路、爬楼梯，甚至简单的家务活都可能变得困难。长远来看，这可能会限制您的社交活动，减少您外出的机会，甚至影响到您的睡眠质量。这就是为什么我们要指导您做呼吸肌运动训练的原因，通过这些训练，我们可以帮助您的呼吸肌肉变得更加强壮和有效率，这样可以减轻呼吸困难的感觉，提高您的氧气摄取效率，让您能够更好地享受生活。"

5. 学生与标准化患者的情景模拟演练过程（仅供参考）

（1）学生模拟护士指导老年COPD患者进行腹式呼吸。

护士："您好呀，张爷爷，我是您的责任护士小北，看到您今天精神不错，胸闷的情况好些了吧？"

张爷爷："这几天一直在吸氧，感觉好多了，也不知道出院后家里没有氧气行不行。"

护士："您能感觉到吸氧后有所好转，这真是太好了，出院后，我们会根据您的恢复情况来评估是否需要在家庭环境中继续吸氧。今天，我要和您分享一种非常特别的呼吸技巧，它的名字叫作腹式呼吸。这种呼吸方式有助于改善呼吸效率，降低呼吸能耗，将会帮助您在日常生活中更轻松、更有效地进行呼吸，同时也能有效地减轻您在呼吸时可能遇到的困难。"

张爷爷："听起来很有用的样子，那要怎么做呢？"

护士："现在在医院，那就请先躺病床上吧。在家的话找一个让您感到最舒适的地方，这可以是您温暖的卧室，躺在床上，也可以是客厅的柔软沙发或结实的椅子上，重要的是要确保您的背部有足够的支撑，这样可以帮助您全身放松，减少不适感。"

张爷爷："好的。"

护士："请您慢慢地调整自己的姿势，让身体尽可能放松。您可以调整枕头，让头部和颈部保持舒适，也可以在膝盖下垫个垫子，让腿部感到轻松。需要垫吗？"

张爷爷："不用了，现在挺好的。"

护士："请您轻轻地把手放在腹部，记得手掌要朝下放置。这样做可以帮助您更加直观地感受到腹部的起伏和运动。"

张爷爷："我已经按照您说的做了，手已经放好了。"

护士："在这个过程中，您不需要用力，也不必紧张，只需要保持一种轻松和自然的状态。我们这样做是为了让您能够更好地与自己的呼吸同步，感受到腹式呼吸带来的节奏感和舒适感。准备好了吗？"

张爷爷："准备好了。"

护士："接下来，请您以一个非常平和的心态，慢慢地、深深地用鼻子吸一口气，这时嘴唇要紧闭，就像您正在享受一朵盛开的花朵的香气那样。您会逐渐感觉到，随着空气缓缓流入您的身体，您的腹部就像一个温柔的小气球，一点一点地膨胀起来。在这个过程中，尽量让您的胸部保持平静，不要让它随着呼吸而起伏。让我们专注于腹部的轻轻膨胀。"

张爷爷："我按照您的指导尝试了一下，真的能感觉到腹部在缓缓地上升。就像您描述的那样，它就像一个小气球，随着我慢慢地吸气，一点一点地膨胀起来。这种感觉还挺神奇的，我以前从没这么仔细地感受过自己的呼吸。"

护士："太棒了，张爷爷，您做得非常出色！现在，让我们继续下一步，练习呼气。"

张爷爷："呼气也是这样吗？"

护士："让我们慢慢地通过嘴唇呼气，同时收缩腹部，让腹部下沉。记住，呼气的时间要比吸气的时间长一些，慢慢地将空气排出体外。"

张爷爷（练习呼气结束）："好像还行。"

护士："重复3到4次，用鼻吸气，用口呼气。"

张爷爷练习动作。

护士："感受腹部的运动，吸气时手上升，呼气时手下降。"

张爷爷："好像已经学会了。"

护士："现在休息，张爷爷，你已经学会腹式呼吸了，以后就可以尝试在各种体位下练习，坐椅子上、站立时、活动时，比如行走、上下楼梯的时候，都可以去练习腹式呼吸。这样练习可以有效地提高呼吸效率，缓解呼吸困难。"

张爷爷："好的，谢谢小北护士，我会慢慢练习的。"

（2）学生模拟护士指导老年COPD患者进行缩唇呼吸。

护士："张爷爷您好，我是您的责任护士小北，昨天才见过的，还记得吗？"

张爷爷："记得记得，小北护士，昨天你教我了腹式呼吸，我正练着呢。"

护士："张爷爷，您坚持得真好，今天呀，我还要再教你另外一种呼吸方式，可以改善在您安静状态下的呼吸率和改善血氧饱和度。"

张爷爷："和昨天的一样简单吗？"

护士："不太一样，但是也不难，您跟着我的指导，我们慢慢来。"

张爷爷："好的。"

护士："我们还是像腹式呼吸一样，闭嘴经鼻吸气。"

张爷爷："这个没问题，很简单。"

护士："接下来是呼气了。我们呼气的嘴形，就跟吹口哨一样，您来试试看。"

张爷爷（吹口哨的嘴形呼气）："这样对吗？"

护士："做得很好。呼气的时候慢慢收缩腹部，让腹部向内凹陷，帮助气体排出。记住，呼气的过程要慢一些，时间要比吸气的时间长一些，大约是吸气时间的两倍。来，咱们再试一下。"

张爷爷（练习动作完毕）："这样对吗？"

护士："气流稍微有些大了，我给你来个道具辅助。"

张爷爷："好啊。"

护士："我这为您点了个蜡烛，一会您在呼气的时候，就缓慢地吹蜡烛，但是，只能让蜡烛的火苗倾斜，不能让火苗灭了，来试试。"（蜡烛距离口唇15～20 cm）

张爷爷："还挺有难度的。"

护士："这边我也来为您喊个口令，您跟着我的口令做。"

张爷爷："好的，来吧来吧。"

护士："准备好了吗张爷爷？"

张爷爷："好了。"

护士："来开始，吸气——2——3，呼气——2——3——4——5——6。"

张爷爷练习动作，火苗熄灭。

护士:"没关系,我们再来试一次。"

张爷爷练习动作,火苗倾斜。

护士:"张爷爷,您现在做得很好了,在呼气的时候一定要注意避免用力,缓缓地呼出,时间也不要太长,太长的话容易导致您过度地换气。"

张爷爷:"好的,那我每天多练练。"

护士:"咱们每天进行3~4次,每次练习持续15~20分钟就可以了,也可以根据自己的情况和耐受程度进行调整。如果在练习过程中感到疲劳或不适,可以适当减少练习次数或缩短每次练习的时间。"

张爷爷:"好的,谢谢小北护士。"

护士:"如果在练习过程中有任何不适,请随时告诉我。"

(3)学生模拟护士指导老年COPD患者进行对抗阻力呼吸。

护士:"张爷爷您好,我是您的责任护士小北,这两天的腹式呼吸和缩唇呼吸练得怎么样了?我一会可要检查啦!"

张爷爷:"检查好,刚好帮我看看,还有哪些做得不到位的地方。"

护士:"张爷爷,今天我要教你的是呼吸肌训练,这是改善呼吸肌的肌力、耐力和协调能力的训练方式。"

张爷爷:"好的,那我们开始吧。"

护士:"呼吸肌训练,主要有3种形式,包括横膈肌阻力训练、吸气阻力训练、诱发呼吸训练,因为后面的两种需要用到一些仪器,在家不方便练习,我们就学第一种好吗?"

张爷爷:"好的,小北护士,你已经为我考虑得很周到了。"

护士:"那我们开始吧,我们将采用仰卧位姿势来进行呼吸肌训练。请您慢慢躺下来,找一个让您感觉舒适的位置。然后,轻轻地抬起您的头部,不需要抬得太高,只需要足够让颈部保持一个自然的曲线就可以了。这样做可以帮助您更有效地进行呼吸练习,同时也能确保您的舒适和安全。"

张爷爷:"好,已经躺好了。现在我感觉准备得差不多了,我们可以继续进行下一步的呼吸肌训练了。"

护士:"接下来,我们按照腹式呼吸的方式先练习一下。"

张爷爷练习腹式呼吸。

护士:"很好,吸气时腹部鼓起来,呼气时腹部下凹。"

护士:"现在我要在你的上腹部放置一个沙袋。先给您放置轻一些的,1公斤,先试试,如果影响了您呼吸,我再减重量,慢慢适应之后再逐渐加重量。"

张爷爷:"好,先试试。"

护士:"现在沙袋已经放上去了,现在请您慢慢地深吸一口气,在这个过程中,请您特别留意保持上半身的放松,尤其是上胸廓要保持平静,不要让它随着吸气的动作而抬起。"

张爷爷根据指令做动作。

护士:"让您的腹部能够自由地随着吸气而鼓起。来我看看,很好,沙袋没有影响到膈肌的自然活动。"

张爷爷:"做得对吗?"

护士:"张爷爷,您做得很好,我们再来一次,感受一下,沙袋的重量能不能适应。"

张爷爷:"可以。"

护士:"接下来,逐渐延长您进行阻力呼吸的时间。当您能够保持横膈肌呼吸模式,且吸气时不会用到辅助肌,大约持续15分钟时,我们就可以考虑增加沙袋的重量了。那我们今天先按照1 kg的重量先练习,之后再慢慢加重量好吗?"

张爷爷:"好的,谢谢小北护士。"

(4)学生模拟护士指导老年COPD患者进行全身性呼吸体操。

护士:"张爷爷,这几天看上去状态好多了呀!前几天教您的那些呼吸肌运动训练都学会了吗?"

张爷爷:"学会了,每天都认真地练习呢。"

护士:"这几天您的病情已经逐渐平稳了,过几天就可以出院了,在出院前,我还准备教你一套呼吸体操,回家练习可以吗?"

张爷爷:"好的,小北护士,你教我的这些都很有用,不像别的护士,整天就叫我不准抽烟了。"

护士:"张爷爷,您要是能慢慢地减少抽烟的量,那你会更加健康呢。别着急,慢慢来啊。"

张爷爷:"那快开始今天的学习吧。"

护士："今天我准备教您的是一套全身性呼吸体操，叫'湘雅呼吸操'，它是由中南大学湘雅医院的专家团队设计研发的一套全身性呼吸操。这套呼吸操遵循中西医结合的理念，分为热身、训练、放松三个部分，共包含12个动作。"

张爷爷："那么多动作呀，我会不会记不住呀。"

护士："没关系，我们慢慢来，现在能记住多少就记住多少。"

张爷爷："好的，小北护士。"

护士："首先是一个热身运动，原地踏步。您可以在室内找一个宽敞的地方，轻松地原地踏步，活动一下身体。"

张爷爷："就原地踏步，这么简单的？"

护士："对，原地踏步。接下来是头颈运动，称为'心境怡然'。来，缓慢地左右转动头部，同时保持轻松的呼吸。"

张爷爷："转动头部，也很简单，能做到。"

护士："然后是缩唇呼吸，称为'宁静致远'。你需要用鼻子深吸气，然后通过缩紧的嘴唇慢慢呼气。咱们之前练习过的，您一直都做得很好。"

张爷爷："可以，继续吧。"

护士："我们要开始肩部的运动了。肩部舒展，配合'呵'字呼气。开始呼气时，慢慢将肩膀向上提起，就像您想把耳朵贴近肩膀一样。在这个过程中，口中轻轻发出'呵'的声音，这个声音要和您的呼气同步，声音可以稍微延长，帮助您更好地放松。"

张爷爷跟随指令练习。

护士："随着'呵'字的呼气声，您会感觉到肩膀的肌肉逐渐紧绷，这是正常的。继续呼气，直到您的气息接近尾声，这时您的肩膀应该提至最高点。然后，开始吸气，同时慢慢将肩膀放松下来，回到初始位置。吸气时，尽量让气息深入腹部，感受身体的放松和肩部的释放。"

张爷爷练习。

护士："这个肩部舒展动作不仅能够帮助放松肩颈肌肉，还能通过'呵'字呼气的方式，促进呼吸的深度和节奏，有助于缓解压力和改善呼吸功能。重复这个动作几次，您会感到肩部的紧张感逐渐减少。"

张爷爷："果然，这个动作好像能帮助我放松肩膀。"

护士:"来继续,准备将您的双臂缓缓抬起,直到它们完全伸直,指向天空。"

张爷爷:"这样吗?"

护士:"对,当您准备好开始呼气时,慢慢地将双臂伸直向上伸展,就像您在向天空伸展自己的身体一样。在这个过程中,口中轻轻发出'啊'的声音,随着'啊'字的呼气声,您会感觉到肩膀、上臂和背部的肌肉逐渐伸展和放松。呼气完毕后,开始吸气,同时慢慢将双臂放下,回到身体两侧。记住,动作的目的是通过呼吸和伸展来提升身体的舒适感和呼吸功能。"

张爷爷:"还有点累。"

护士:"还能继续吗?要不要休息下?"

张爷爷:"可以继续。"

护士:"接着是胸部扩展,配合'嘘'字呼气。双手放在腰间,当您准备开始呼气时,慢慢将胸部向前和两侧扩展,就像您要展示自己的胸膛一样。在这个过程中,口中轻轻发出'嘘'的声音,这个声音应该与您的呼气同步。在呼气完毕后,开始吸气,同时让胸部自然回缩,回到初始位置。吸气时,尽量让气息下沉至腹部,感受新鲜空气的吸入和身体的充盈。"

张爷爷练习。

护士:"之后是腹式呼吸,称为'康肺健体'。用腹部呼吸,而不是胸部,感受腹部的起伏。"

张爷爷:"这个之前练过,没问题。"

护士:"好的,下一个动作,上身旋转。当您准备好开始呼气时,慢慢开始从腰部以上旋转您的上半身。旋转的方向可以是先向左,然后向右,或者相反,这取决于您的个人习惯。在旋转的过程中,口中轻轻发出'呼'的声音,手臂可以自然地随着身体的旋转而摆动,或者轻轻放在身体两侧,以减少不必要的紧张。旋转到一定程度后,停止旋转,继续呼气,感受身体的放松。呼气完毕后,开始吸气,同时慢慢将上半身旋转回到初始位置。"

张爷爷:"这个也不难。"

护士:"这套操难度不大,张爷爷你能行的。接下来是侧腰运动,将你的双手叉腰,当你开始呼气时,口中轻轻发出'吹'的声音。随着'吹'字的呼气声,开始从腰部发力,让上半身向一侧轻轻摆动。摆动到一定程度后,慢慢回到中心位置,然后向另一侧轻轻摆动。这个过程中,继续保持'吹'字的呼气声,感受腰部肌肉的放松和伸展。左右摆动的动作要做得流畅,不要有任何突然的或剧烈的动作,以免造成伤害。呼气完毕后,开始吸气,同时让腰部回到直立位置。"

张爷爷(跟随指令做动作):"这个动作感觉很舒服。"

护士:"是的。然后是缩唇腹式呼吸,称为'冥思守静'。结合缩唇呼吸和腹式呼吸,保持冷静和放松。把我们之前学的结合起来就可以了。"

张爷爷:"好的,我试试。"

护士:"最后,我们将进行下肢运动,旨在增强腿部力量和提高下肢的灵活性。当您开始呼气时,口中轻轻发出'嘻'的声音。随着'嘻'字的呼气声,您可以开始进行蹲起运动。慢慢地弯曲膝盖,降低身体,就像您坐在一个看不见的椅子上一样。在下降的过程中,保持背部直立,避免前倾。当您的大腿接近与地面平行时,停止下降,并继续呼气。当您呼气接近尾声时,开始吸气,并用腿部力量慢慢站起,回到初始的站立姿势。"

张爷爷:"我觉得蹲下有点费劲。"

护士:"那我们降低难度,改为抬腿,在呼气的同时,慢慢抬起一只腿,根据你的舒适度选择合适的高度。在呼气的过程中,感受腿部肌肉的伸展和力量。当呼气完毕后,开始吸气,同时慢慢将腿放下,回到地面。交替进行另一条腿的抬腿动作,并始终保持'嘻'字呼气的节奏。"

张爷爷:"我先试试。"

护士:"在抬腿的时候也要注意安全,最好在家人的保护下进行练习。"

张爷爷:"好的,我会小心的。"

护士:"规定动作都做完了,接下来同样是原地踏步,帮助您放松全身。"

张爷爷:"今天这个全身性呼吸体操没有我想象中的那么难,多试几次,我一定能全部会做的。"

护士:"好的,张爷爷,你已经做得很棒了,以后在练习的时候,记得每个动作都要缓慢、均匀地呼吸,如果有任何不适,请立即停止并咨询医生。坚持练习,您会看到病情改善的。"

张爷爷:"好的,谢谢小北护士,这几天真是多亏了你。"

护士:"这是我们应该做的,张爷爷,祝您早日康复。"

四、脑卒中

脑卒中(stroke),也称为中风,是一种突发性疾病,主要由脑部血液循环障碍引起,导致脑功能在短时间内出现明显异常。它包括缺血性脑卒中和出血性脑卒中两大类,缺血性脑卒中通常由血栓形成或栓塞引起,而出血性脑卒中则是由于血管破裂引起的。

(一)缺血性脑卒中

缺血性脑卒中,又称为脑梗死,是一种常见的神经系统疾病,主要是由于脑部血管堵塞或严重狭窄导致脑组织缺血、缺氧而发生局部脑组织死亡。其临床表现多样,主要取决于梗塞的位置和范围,常见症状包括以下几方面。

1. 突发的对侧肢体麻木、力弱、感觉障碍

患者可能会突然感到一侧身体(通常是身体对侧)的麻木、无力或感觉异常。这种症状可能包括手臂、腿部或面部,有时会影响整个半身。

2. 单眼或双眼视力障碍

患者可能会突然出现单眼或双眼的视力下降,可能表现为视野缺失、模糊或复视。这种视力问题通常是因大脑中负责视觉处理的区域受到影响。

3. 眩晕、复视、共济障碍

眩晕可能导致患者感到周围环境在旋转或自身在移动。复视是指看同一个物体时出现双重影像。共济障碍则表现为动作协调能力下降,如走路时摇摇晃晃或手部动作不协调。

4. 失语、意识混乱

失语是指语言能力受损，患者可能难以理解或产生语言。意识混乱可能表现为定向障碍、混乱或意识水平下降。

5. 头痛、平衡失调、协调障碍

患者可能会经历突然且严重的头痛，这与平时的头痛不同。平衡失调可能导致站立或行走困难，而协调障碍则影响精细动作的控制，如书写或扣纽扣。

（二）出血性脑卒中

出血性脑卒中，也称为脑出血或脑溢血，是一种严重的脑血管疾病，约占所有脑卒中的 20%。它的主要病因是脑血管破裂，这可能是由于高血压、血管畸形、凝血障碍等因素引起的。高血压是最常见的病因，尤其是长期未控制的高血压。此外，脑动脉瘤和脑动静脉畸形也是重要的病因。出血性脑卒中主要分为两大类，即脑实质内出血（脑出血）和蛛网膜下腔出血。脑出血通常是由于脑内细小动脉在长期高血压的慢性病变下破裂所致，而蛛网膜下腔出血则是颅内血管破裂，血液流入蛛网膜下腔。

出血性脑卒中的症状取决于出血的位置和程度，但通常包括以下几种：

1. 突发且严重的头痛

患者可能会突然经历前所未有的剧烈头痛，这种头痛通常被描述为"一生中最严重的头痛"。这种头痛可能伴随恶心和呕吐，这是因为颅内压的急剧升高刺激了呕吐中枢。

2. 意识障碍

出血性脑卒中可能导致不同程度的意识障碍，从轻微的意识模糊到完全的昏迷。患者可能会表现出反应迟钝、混乱或无法保持清醒状态。

3. 偏　瘫

由于脑部控制身体对侧运动的区域受损，患者可能会出现一侧身体的无力或瘫痪。这可能导致无法抬起手臂、腿或面部表情不对称。

4. 吐字不清或失语

脑部负责语言功能的区域受损可能导致患者说话困难，吐字不清，或者完全无法说话（失语）。患者也可能无法理解别人说的话或无法表达自己的思想。

5. 眼底检查异常

医生通过眼底检查可能会发现动脉硬化、视网膜出血或视神经盘水肿的迹象，这些都是颅内压增高的表现。

6. 脑膜刺激征

脑膜刺激征包括颈项强直（颈部肌肉僵硬，使头部难以弯曲）、克尼格氏征（膝盖和脚踝的僵直）和布鲁金斯氏征（眼睛上翻和下肢弯曲），这些都是脑膜受到刺激的迹象。

7. 癫痫发作

脑出血可能触发癫痫发作，表现为突然的抽搐、意识丧失或异常的电生理活动。

（三）老年脑卒中与一般成人的不同

老年脑卒中患者与其他一般成年患者在多个方面存在差异，这些差异可能影响治疗决策、康复过程和整体预后。

1. 病因和危险因素

患者高血压、心脏病、糖尿病和动脉硬化是脑卒中的主要危险因素。如长期的高血压会导致血管壁损伤，促进动脉硬化的形成，由于老年人群中这些慢性疾病的发病率较高，因此脑卒中的风险也相应增加。

2. 临床表现

老年患者的症状可能更为隐匿或不典型，如意识障碍可能被误认为是老年人常见的认知功能下降。此外，老年患者可能因多种并存疾病而出现更复杂的症状。

3. 诊　断

老年患者可能需要更细致的评估，以区分脑卒中的症状和老年人常见的其他健康问题。

4. 治　疗

老年患者治疗选择可能受到限制，因为老年患者可能对某些治疗（如溶栓治疗）的耐受性较差，或因并存疾病而增加治疗风险。

5. 康复和预后

老年患者康复过程可能较慢，预后可能较差，这与老年患者的生理功能和认知功能下降有关。

6. 社会和心理因素

老年患者可能面临更多的社会隔离、经济困难和抵触心理等问题。

（四）案例展示

在老年脑卒中患者的护理教学中，可以结合2020—2024年"健康与社会照护""健康照护职业技能"（老年方向）等技能大赛相关标准与要求，使用标准化患者进行相关教学。

案例3.17：患者李奶奶，72岁，身高163 cm，体重58公斤。李奶奶大专毕业，于政府机关工作直至退休，退休工资8 000元/月；未婚，有2个侄子、侄女常来看望；喜欢练瑜伽和跳广场舞，喜食养生汤；其性格外向乐观，为完美主义者。5小时5分钟前，患者李奶奶无明显诱因突然出现失语，可发声，不能说话，伴头晕、头痛、颅内闷沉感，伴反酸、烧心，伴恶心、呕吐，呕吐物为胃内容物，共呕吐约5次，伴心悸，无胸痛，无意识障碍，无视物旋转，无耳鸣，无口吐白沫、四肢抽搐、牙关紧闭。家属立即将患者送入我院急诊科，急诊科启动绿色通道，5分钟后卒中团队抵达急诊查看患者,经绿色通道完善头颅CT未见出血,患者NIHSS评分:

3分,考虑为"急性脑梗死"。患者发病时间5小时5分,在溶栓时间窗内,无溶栓禁忌,向患者及家属告知病情,并签订静脉溶栓同意书,立即给予"注射用尿激酶100万u静脉溶栓"治疗。

既往史:平素体健,10余年前发现血压升高,收缩压最高达220 mmHg,平素间断予"复方利血平氨苯蝶啶1片"控制血压,自诉血压控制可;发现血糖升高1年,具体血糖值不详,病程中有烦渴、多饮、多尿症状,每日饮水量约1000~1500 mL,尿量相应增加,平素予"盐酸二甲双胍肠溶片1片qd"控制血糖,血糖控制不详;否认乙型肝炎、肺结核、伤寒等传染病史;预防接种史不详;无手术史及外伤史,无输血史,否认药物及食物过敏史。

个人史:长居本地,无工业毒物、粉尘、放射性物质长期接触史,无吸烟史、无饮酒史、无吸毒史,否认冶游史及其他特殊嗜好。

家族史:父亲已故,母亲已故,否认家族遗传性疾病史,否认家庭成员中有与患者类似疾病,否认肿瘤等有遗传性疾病史及其他遗传倾向疾病。

体格检查:T 36.2 ℃,P 80次/分,R 18次/分,BP 150/100 mmHg,发育正常,营养良好,正常体型,神志清楚,精神尚可,无贫血貌,表情自然,检查合作。平车推入病房。

专科检查:神志清楚,查体合作,言语稍欠清晰,颈软,无抵抗,双侧瞳孔等大等圆,直径约3 mm,对光反射灵敏,双眼无凝视,口角无歪斜,左侧肢体肌力5级,右侧肢体肌力2级。

李奶奶生病后由保姆和某颐养院居家护理人员共同照护。她的生活不能自理,咀嚼吞咽功能受损,由保姆喂饭,护理人员指导并协助生活照料。早上8:00护理人员小南协助李奶奶穿好开襟衣服和裤子离床活动;上午11:00保姆喂食中老人发生噎食,为老年人实施海姆立克急救法;下午3:00按康复计划指导老年人使用助行器进行康复训练。经过一个月的治疗后,李奶奶神志清楚,言语不利,右侧肢体活动不灵,右上肢轻度屈曲畸形,左侧能自由活动,在别人帮助下可坐在床边,大部分时间卧床,可坐轮椅出行,正在做行走训练。护理人员根据老人近期情况进一步改进持续照护计划。

【学生任务】

1. 请根据案例完成生活照护模块实践操作任务；
2. 请根据案例完成基础照护模块实践操作任务；
3. 请根据案例完成康复服务模块实践操作任务；
4. 请根据案例完成老年人持续改进照护计划。

【任务要求】

实际操作模块任务：要求选手尽可能地真实操作，用语言和非语言疏导患者不良情绪，鼓励、表扬老年人，增强老年人提高生活能力的信心，将沟通交流、安全照护、心理照护、人文关怀、职业安全与保护、健康教育等贯穿于照护服务全过程中。

（五）持续改进照护计划的撰写

在该案例中，重点教授同学们按照存在的问题、预期目标、措施、依据、评价等方面进行持续改进照护计划的撰写。

1. 存在的问题

（1）患者躯体活动障碍。

（2）患者有无受伤的危险。

（3）患者的焦虑心理。

2. 预期目标

（1）针对躯体活动障碍的预期目标。

短期目标：患者能采取有效的沟通方式表达自己的需求，适应日常活动能力下降的状态，生活需要得到满足，有效预防压疮、肺炎、尿路感染、深静脉血栓形成等并发症。

长期目标：通过平衡训练、步行训练、上肢控制能力训练等康复护理技术最大限度促进病人功能障碍的恢复，防止失用和误用综合征，减轻后遗症；强化和发挥残余功能，通过代偿和使用其他辅助工具，争取恢复日常生活活动能力。

（2）针对有受伤的危险的预期目标。

患者在养老机构居住期间，不发生跌倒和坠床。

（3）针对焦虑的预期目标。

患者能逐渐适应养老机构的生活及自己身体的变化。

3. 措　施

根据巴氏指数评分确定该老年患者的日常生活活动能力，根据自理程度给予相应的帮助。

（1）饮食照料。

营养师评估患者营养情况，跟家属和患者沟通制定饮食计划，对其进行高血压饮食健康教育。食物选择以低盐低脂、富含钙质食物为主，碳水化合物、脂肪、蛋白质配比合理。

协助患者床上坐位进餐，告知其餐具和食物摆放位置，鼓励患者自行进餐，避免烫伤；康复锻炼后能下床自行活动以后，协助患者前往餐厅集体进餐。必要时提供特殊餐具方便其进食。

（2）清洁及排泄。

注意口腔卫生，近期床上座位刷牙，待能下床活动后可协助自行去卫生间洗漱，保持口腔清洁；在条件允许的情况下采取床上擦浴，待能下床主动活动时可至卫生间进行常规淋浴。指导患者学会和配合使用便器，待能下床活动后可至卫生间排便；养成定时排便的习惯，便秘者可适当运动和按摩下腹部，促进肠蠕动，预防肠胀气。

保持床单元整洁、干燥、无渣屑，减少皮肤的机械性刺激，条件允许可使用气垫床或按摩床，必要时对骶尾部及足跟等部位给予减压贴保护，或加强翻身、拍背，预防压疮和下肢静脉血栓形成。

指导和协助患者穿脱衣服，增强舒适感，满足患者的基本生活需求。

（3）疾病健康宣教。

进行高血压健康教育，强调饮食、运动、用药；讲解用药的种类及方法及副作用，看服到口，确认无误方可离开病房；定期监测血压。

（4）康复训练。

进行平衡训练，包括静态平衡、自动动态平衡、他动动态平衡。静态平衡如坐位平衡训练，立位训练则为行走训练做准备。当患者达到自动动态平衡后，换腿持重达体重的一半以上，且可向前迈步时才可开始步行训练。步行训练步骤包括步行前准备、扶持步行、改善步态训练、复杂步态训练、上下楼梯训练。最后进行他动动态平衡训练，即在他人一定外力推动下仍能保持平衡。

其他康复训练如上肢控制能力训练，包括臂、肘、腕、手的训练，即前臂旋前、旋后训练，肘的控制训练，腕指伸展训练，改善手功能训练如作业性手功能训练、手的精细动作训练等。

（5）预防跌倒相关措施。

床铺高度适中，使用保护性床栏，或者使用木质有靠背的椅子，放于床旁；呼叫器和经常使用的物品应置于床头病人伸手可及处。

活动场所要宽敞、明亮无障碍物阻挡，建立"无障碍通道"；走廊、厕所要安装扶手，以便患者坐起、扶行；地面保持平整干燥，防湿、防滑，去除门槛。

患者选择大小合适的棉质衣物，软底橡胶防滑鞋；选择合适的辅助器具，并有人陪伴，防止受伤。

（6）焦虑的护理措施。

对患者进行评估，使用抑郁量表进行评分，将结果报告给医生，由医生决定是否需要用药；安排专人护理，从患者的兴趣入手，了解过往经历；建议患者家属多给予陪伴；鼓励患者参加集体活动，充实生活，保证其社交需求及充足的活动量。

4. 依　据

（1）饮食照料。患者患有高血压疾病，且有肢体活动度不佳的情况，需要选择低盐低脂饮食。护理人员协助鼓励自行进食，提高患者的自理能力，亦可以节约时间和人力成本。

（2）清洁与排泄。口腔清洁可采用刷牙、棉签、棉球等方式进行；洗澡可采用床上擦浴或淋浴等方式进行；保证大便通畅，避免排便时过度用力导致血压升高；保持皮肤清洁，避免压疮，保持会阴清洁避免感染。

（3）加强疾病健康宣教。加强患者高血压用药及康复训练依从性，提高疾病自我管理能力，减少并发症发生。

（4）康复训练。进行康复训练可有效促进肢体功能恢复，最大限度地恢复或改善患者肢体功能。由于患者接受康复训练需要支付额外的费用，因此要做好患者及家属的思想工作，康复医师要依据实际需求制定康复训练计划，降低患者的经济负担。

（5）跌倒预防。跌倒可能会增加患者失能程度，使用跌倒风险评估表进行风险等级评估，贴上提示标志，重视行走训练，使用辅助器具。

（6）焦虑的护理。由于疾病的影响，恢复健康无望，患者很焦虑，所以需要有人陪伴，减少患者的无助感，让患者感受到他人的关心，待其情绪好转，安排集体活动以丰富其日常生活。

5. 支持系统

（1）在康复治疗团队的指导下，制定患者的康复计划。

（2）与患者和家属沟通，取得配合，让患者和家属主动参与到康复及护理当中。

（3）在营养师团队的支持下，根据《居民膳食指南》以及患者的病情来制定饮食方案。

（4）患者入住疗养机构时需要签订合同，告知老人及家属细则，并规范存档。

6. 评　价

（1）患者能适应运动障碍的状态，情绪稳定。

（2）患者能接受护理人员的照顾，舒适感增强，生活需求得到满足。

（3）患者能配合和坚持肢体功能康复训练，日常生活活动能力逐渐增强或恢复正常。

（4）患者未发生压疮、感染、外伤、肢体失用性萎缩和关节挛缩畸形等并发症。

第五节 安全护理

老年人安全护理是一个多维度、综合性的领域，它涵盖了生理、心理、环境等多个方面的内容。需要特别关注跌倒、压力性损伤、非计划性拔管、烫伤、尿失禁、尿潴留、便秘、大便失禁、睡眠障碍、吞咽障碍、老年抑郁、老年肿瘤、常见急危重症等问题。其中，跌倒在老年人安全护理中占据着核心地位。

跌倒是老年人最常见的意外伤害之一，随着年龄的增长，跌倒的风险也随之增加。老年人由于平衡能力下降、肌肉力量减弱、感觉减退等因素，更容易发生跌倒。跌倒后可能导致的伤害，如骨折（尤其是髋部骨折）、头部受伤、软组织损伤不仅严重影响老年人的生活质量，还可能导致需要进行长期的康复治疗，甚至死亡。跌倒后，老年人可能会因为害怕再次跌倒而限制自己的活动，这会导致他们的身体功能进一步下降，生活质量降低，甚至出现抑郁和焦虑等心理问题。

一、跌倒发生的原因

（一）年龄相关的功能衰退

1. 肌肉力量和耐力下降

随着年龄增长，肌肉质量和力量逐渐减少，导致肌肉耐力和持久力下降，这使得老年人在进行日常活动时更容易失去平衡。

2. 平衡能力减弱

老年人的本体感觉（对自身位置和运动的感知能力）和前庭功能（控制平衡和空间定位的能力）随年龄增长而退化，增加了跌倒的风险。

3. 反应时间延长

老年人在面对突发情况时，反应时间变慢，这可能导致无法及时调整身体以避免跌倒。

4. 视力减退

老年人常见的视力问题，如老花眼、白内障等，会影响对周围环境的感知，增加跌倒的可能性。

（二）疾　病

对于老年人而言，疾病是引起跌倒的重要因素之一。不同的疾病通过各自特定的机制，增加了跌倒的风险。

1. 心血管疾病

心血管疾病如高血压、冠心病等，可能导致暂时性的脑部供血不足，引起头晕或眩晕，增加跌倒风险。

2. 神经系统疾病

神经系统疾病如帕金森病、脑卒中等，会影响运动协调和平衡能力。

3. 骨骼肌肉疾病

骨骼肌肉疾病如骨质疏松、关节炎等，会影响骨骼的强度和关节的灵活性，使老年人更容易跌倒。

4. 慢性疼痛

长期的疼痛可能导致老年人行动不便，增加跌倒的风险。

（三）药物不良反应

药物在治疗疾病、改善症状的同时，也可能带来不容忽视的不良反应。在老年人群体中，这一问题尤为突出。

1. 多重用药

老年人常需服用多种药物，药物之间的相互作用可能导致跌倒风险增加。

2. 药物副作用

某些药物，如镇静剂、抗抑郁药、抗高血压药等，可能引起嗜睡、低血压、头晕等不良反应，增加跌倒的可能性。

（四）家居环境布局不合理

家居环境对于老年人的安全和健康至关重要。一个合理布局的居住空间可以显著降低跌倒风险，而不良的家居环境则可能成为老年人跌倒的隐形杀手。以下是一些常见的家居环境布局问题，以及它们如何影响着老年人活动时的稳定性和安全性。

1. 地面不平整

地面存在凹凸不平或小台阶，容易导致老年人行走时绊倒。

2. 地面滑湿

浴室、厨房等区域地面湿滑，没有采取防滑措施，增加了老年人跌倒的风险。

3. 家具摆放不当

家具摆放过于紧密或位置不当，可能导致老年人行动时碰撞或绊倒。

（五）照明不足

照明不足或不当的照明不仅会影响老年人的视觉功能，还可能增加跌倒的风险。

1. 室内光线暗淡

室内照明不足，使老年人看不清周围环境，容易发生跌倒。

2. 光线对比强烈

室内外光线对比强烈，进出时眼睛无法及时适应，可能导致暂时性失明和跌倒。

（六）无障碍设计不足

无障碍设计的缺失是一个不可忽视的问题。在日常生活中，一些看似微不足道的环境细节，对于行动能力受限的老年人来说，则是安全隐患。

1. 缺少扶手

楼梯、浴室等区域缺少扶手，老年人无法得到有效支撑。

2. 门槛过高

门槛过高增加了老年人跨过的难度，容易导致跌倒。

（七）环境变化

在老年人跌倒的风险因素研究中，环境变化是一个重要但常被忽视的方面。无论是日常生活中的小变化，还是季节性的大变动，环境的不确定性都可能对老年人的安全构成挑战。

1. 不熟悉的环境

在不熟悉的环境中，老年人可能无法正确判断环境中的潜在危险。

2. 天气条件

雨雪天气或路面结冰，增加了户外活动的跌倒风险。

（八）生活用品使用不当

在老年人的日常生活中，正确使用各种生活用品对于预防跌倒至关重要。一些看似普通的家居用品，如果使用不当，都可能会成为跌倒的诱因，比如，使用梯子时没有正确支撑或稳固，容易导致跌落；穿着不合适的鞋子，如高跟鞋、拖鞋等，可能导致行走不稳。

（九）宠物因素

宠物作为许多家庭的重要成员，它们的存在为老年人带来了陪伴和乐趣。然而，宠物也可能在不经意间成为老年人跌倒的潜在因素，如宠物在老年人行走路径上活动时,可能会使其绊倒。

(十)某些特定情景因素

特定的情景和习惯可能会在不经意间增加跌倒的风险。这些情景往往是日常活动的组成部分,但它们对老年人的安全构成了潜在的威胁。举例如下:

1. 不安全的行走习惯

边走边使用手机、阅读或与他人交谈,容易分散老年人的注意力,让他们无法及时发现地面障碍。

2. 夜间尿急

在深度睡眠中被尿急唤醒,老年人可能处于半清醒状态,反应能力和平衡能力尚未完全恢复,急于上厕所的冲动可能使老年人行动过于匆忙,光线过暗导致被障碍物绊倒,或眼睛对光线的适应能力下降,从黑暗中突然进入较亮的环境(如开启厕所灯光),造成暂时性的视力模糊,也易使老年人跌倒。

3. 急于接听电话

电话铃声响起时,老年人可能会迫切想要接听电话,尤其是如果他们期待某个重要电话或者担心错过重要信息。这种情绪状态可能会影响他们的判断力和行动能力。

二、跌倒的预防

综合以上跌倒可能发生的原因,可以采取以下措施来进行跌倒的预防。

(一)定期身体健康体检及评估

定期进行全面的身体检查,包括视力检查、听力检查、神经系统检查、肌肉力量评估和步态分析,必要时进行相关实验室检查,以排除可能导致跌倒的疾病，如贫血、电解质失衡等。重点询问老年人近1年中，是否出现跌倒的情况；在站立或行走时，是否感觉不稳定；是否对跌倒感到担忧。

（二）环境管理

1. 室内照明

确保家中每个房间都有充足的照明，特别是在楼梯、走廊和浴室等区域；使用易于开关的照明设备，避免使用移动式灯具，以减少绊倒的风险；考虑安装感应式夜灯，特别是在卧室和浴室附近，方便夜间使用。

2. 地面和地毯

保持地面干燥，及时清理溢出的液体；使用防滑材料覆盖地面，特别是在浴室和厨房等容易湿滑的区域；确保地毯和地板垫稳固，没有皱褶或凸起，使用防滑垫或双面胶带固定。

3. 家具布局

保持家具布局整洁有序，确保走道畅通无阻；避免家具摆放过于紧密，留出足够的空间以便于行走；考虑使用带轮子的家具，以便于调整位置。

4. 扶手和支撑物

在楼梯两侧安装扶手，并在浴室、卧室等区域安装扶手或支撑杆；对于高度较高的床，考虑使用床边扶手，方便上下床。

5. 浴室安全

在浴室内安装防滑地板和浴垫；使用浴椅或淋浴座椅，减少站立时的不稳定感；在浴缸、淋浴间和马桶等处安装扶手和防滑条。

6. 其他安全措施

保持家中电线和电话线等线缆整洁，避免横跨走道；使用稳固的梯子，避免使用椅子或箱子替代梯子；在家中易滑区域放置防滑垫或警示标志。

（三）降低情景因素引起的风险

提高老年人安全意识，减少不安全的行走习惯，将饮水时间尽量安排在白天，减少睡前饮水，如果是因疾病引起的尿急，予以相应的药物治疗，减少起夜的次数，或夜间就近使用尿壶等装置，并增加适宜照明设施；加强教育和提醒，在安全的地点和状态下接听电话，强调电话可以稍后回拨，重要信息不会因为短暂的延误而丢失。

（四）相关医学管理

老年患者在使用有增加跌倒风险的药物时，需根据评估遵循不伤害原则及尊重患者的自主选择，遵医嘱进行药物调整，停用药物或将药物剂量调整至最小。特定疾病被确诊为危险因素时需要进行针对性的干预。

（五）增加辅助设备

老年患者可通过增加辅助设施降低跌倒的风险，如拐杖、轮椅、步行器的使用。

三、跌倒后的救治

跌倒后的救治包括自救和他救两个方面。老年人跌倒后及时正确地自救可以减少跌倒带来的身体伤害，如减少骨折、扭伤等发生的可能性。尤其是在独居老人中，在无人及时发现的情况下可以显著提高生存几率。

（一）老年人的自救措施

当老年人发生跌倒时，在神志清醒状态下的自救措施：

1. 保持冷静

老年人跌倒后，首先应保持冷静，不要慌张。

2. 评估伤势

检查是否有明显的伤口、出血或骨折，并评估疼痛的部位和程度。

3. 不要急于起身

如果感觉身体有剧烈疼痛或无法动弹，不要强行起身，可以尝试慢慢活动四肢，检查是否有活动障碍。如果是怀疑有骨折或腰椎损伤的情况下，避免移动，错误的移动可能会造成二次伤害。

4. 寻求帮助

如果有手机或其他通讯工具在手，应立即拨打急救电话。如果附近有人，可以大声呼救。如果不能大声呼喊，观察四周的环境物品，是否有可以发出较大动静的物品，用异常声响引起周围人注意。

5. 缓慢尝试起身

如果没有严重受伤，尝试调整自己的体位为侧卧位或俯卧位。背部先着地时，弯曲双腿，挪动臀部到放有毯子或垫子的椅子、床铺旁，然后使自己较舒适地平躺，并盖好毯子保持体温。休息片刻，待体力恢复后，尽力向有可支撑的物体方向翻转身体，变成侧卧位或俯卧位。双手支撑地面，抬起臀部，弯曲膝关节，然后尽力面向可支撑物跪立，双手扶住支撑物，尝试站起（支撑物是椅子的话可尝试坐于椅子上）或拨打电话寻求帮助，注意不要用力过猛，以免加剧伤势，支撑物应选择坚固、稳定的物品。

（二）他人的救护措施

作为医护人员，当发现老年人跌倒后的救治措施：

1. 立即反应

当发现有人跌倒时，应立即上前查看情况，确保现场环境安全，避免延误救助时间，同时避免救助者自身也受到伤害。

2. 询问和沟通

轻声询问跌倒者的状况，了解他们是否意识清醒，能否表达自己的感受。如果跌倒者意识不清，不要试图让他们说话，以免加重伤势，立即拨打 120 或其他紧急救助电话。

3. 提供紧急救护

根据情况提供初步救护，如止血、包扎、心肺复苏等。在等待救援期间，可以帮助跌倒者保持舒适的姿势，尽可能帮助老人保持体温。

4. 安慰及记录

安抚老人，并在情况允许的情况下，记录跌倒老人的症状、受伤情况、事发时间等信息，协助后续医护人员救助，进行高级生命支持。

5. 健康宣教

待老人情况稳定后进行相应的健康宣教，包括以后跌倒的预防、此次跌倒后的注意事项（饮食、生活习惯、运动）。

四、标准化患者在老年跌倒照护中的应用

学生分小组完成情景演练，每个学生均可扮演跌倒老人，亦可扮演医护人员，力求能学会老年人跌倒后的自救及他救措施，并要求学生回家后对家中老年人进行示范跌倒后的自救流程。

（一）案例展示

以赛促学，以赛促教，结合比赛案例，探讨老年患者跌倒的照护——右踝关节扭伤包扎 + 轮椅转运（见表 3.5），以下流程及情景模拟台词，仅供参考，并非标准答案。

1. 要求完成时间

要求在 15 分钟内完成。

2. 考核资源

（A）右踝关节扭伤包扎技术：治疗盘（小号）、弹力绷带（自带绷带扣）、医用胶带、记录单、治疗车、速干手消毒剂、医疗垃圾桶、生活垃圾桶、支腿架、标准化患者。

（B）轮椅运送技术：轮椅、治疗车、速干手消毒剂、标准化患者。

表3.5 右踝关节扭伤包扎+轮椅转运技术操作流程及评分标准

项目名称	操作流程	技术要求	分值	扣分
		选手报告参赛号码，比赛计时开始		
基本要求（1分）		行为举止，自我介绍，礼貌用语	0.5	
		结合案例现场评估（患者、环境、安全）	0.5	
右踝关节扭伤包扎技术操作过程（19分）	评估患者（3分）	·判断意识，确保患者意识清楚能够配合护士工作； ·评估周围环境是否安全； ·称呼患者； ·评估模拟患者伤情：有无肿胀、触痛、踝关节不稳定、畸形等，报告结果	1 0.5 0.5 1	
	安慰患者（2分）	·表情专注，认真听取患者的倾诉，在倾听过程中做出合适的语言及肢体回应； ·态度诚恳：注意自己的面部表情变化，避免因不恰当的表情引起患者的猜疑和误解； ·安慰患者：给予关心、安抚，做好患者的心理疏导工作，给予支持； ·根据患者的具体情况使用通俗易懂的语言（避免使用专业术语）向患者解释，并取得患者的合作	0.5 0.5 0.5 0.5	

续表

项目名称	操作流程	技术要求	分值	扣分
右踝关节扭伤包扎技术操作过程（19分）	安置体位（2分）	·协助患者取坐位，患肢抬高； ·七步洗手	1.5 0.5	
	绷带8字形包扎（7分）	·绷带自患肢足背至足弓缠绕2圈； ·经足背－足踝骨内侧、外侧－足背－足弓行8字形缠绕，如此再重复缠绕2次，每一圈覆盖前一圈的1/2～2/3； ·于足踝骨上方、足腕部做环绕2圈（注意不要压住足踝骨）； ·固定好绷带； ·检查确保包扎牢固且松紧适宜	1 2.5 1.5 1 1	
	安置整理（1分）	·撤除用物，安置好患者（患肢抬高）	1	
	健康宣教（3分）	·跌倒预防的宣教； ·包扎后注意事项的宣教； ·根据患者的具体情况使用通俗易懂的语言进行宣教（避免使用专业术语）	1 1 1	
	洗手记录（1分）	·七步洗手； ·记录伤肢情况及包扎日期和时间	0.5 0.5	
轮椅运送操作过程（18分）	评估解释（3分）	·评估患者跌倒后包扎情况、肢体活动度； ·向患者解释使用轮椅的目的、方法及配合，并取得合作； ·评估患者周围环境（安全、地面无湿滑、无障碍物）	1 1 1	

续表

项目名称	操作流程	技术要求	分值	扣分
轮椅运送操作过程（18分）	检查并固定轮椅（4分）	·检查轮椅的性能：刹车是否灵敏，坐垫、靠背、手把是否完好，车轮充气是否充足，脚踏板是否完好，安全带是否完好； ·将轮椅推至患者健侧合适位置； ·拉起车闸，固定轮椅； ·收起踏脚板	2.5 0.5 0.5 0.5	
	协助坐椅（7分）	·用膝关节内侧抵住患者膝关节的外侧； ·嘱患者将手放置于护士肩上； ·两手臂穿过患者腋下，环抱其腰部夹紧，两人身体靠近； ·屈膝并嘱患者抬臀、伸膝时站起；	1 1 1 1	
轮椅运送操作过程（18分）	协助坐椅（7分）	·以自己的身体为轴转动，将患者移至轮椅上； ·放下脚踏板，将患者脚放于脚踏板上，确保患者患肢放置合理； ·用束腰带保护患者安全	1 1 1	
	保证安全（2分）	·嘱患者扶稳轮椅的扶手，尽量靠后坐； ·勿向前倾身或自行下车，以免跌倒	1 1	
	松闸推车（1分）	·确定患者无不适后，松开车闸（口述）	1	
	推至目的地（1分）	·推患者至目的地，运送途中，随时观察、询问患者，确保安全（口述）报告操作完毕（计时结束）	1	

续表

项目名称	操作流程	技术要求	分值	扣分
综合评价（7分）	人文关怀（3分）	·注意保护患者安全；	1	
		·注意职业防护；	0.5	
		·沟通有效，充分体现人文关怀；	0.5	
		·操作中注重患者感受；	0.5	
		·健康宣教有针对性	0.5	
	关键环节（4分）	·临床思维：根据案例，护理措施全面正确；	1	
		·程序整齐、操作熟练、动作轻柔；	1	
		·患者肢体放置合理；	1	
		·注意遵循节力原则	1	
操作时间		分钟		
项目总分			45	
选手得分				

3. 操作情景模拟

选手："各位评委老师好，我是A组02号选手，请求开始操作。"

选手："发现前方有人跌倒。"

选手："环境安全。阿姨，您能听到我说话吗？我是护士02号，您刚才发生什么事了？"

标准化患者："刚才跌倒了。"

选手："阿姨，别着急，我会帮助您的，您贵姓啊？"

标准化患者："免贵，我姓王。"

选手："王阿姨，刚才跌倒的时候哪个部位先着地的还记得吗？"

标准化患者："好像是腿先着地的，太快了没反应过来。"

选手："现在有哪里疼或不舒服吗？"

标准化患者："就右脚疼得厉害。"

选手："王阿姨，为了避免二次伤害，我现在需要就地为您进行一下检查，您能配合我吗？"

标准化患者:"好的。"

选手:"您的左脚能动吗?"

标准化患者:"可以的。"

选手:"右脚呢?能动吗?"

标准化患者:"动是能动的,就是脚脖子(指脚踝)这边疼得厉害。"

选手:"那我看一下好吗?我先为您把鞋袜脱掉,裤脚也要拉起来,这样方便检查,您别介意。"

标准化患者:"好的。"

选手(挽起患者裤脚,脱掉患者鞋袜,触诊,踝关节上方):"这疼吗?"

标准化患者:"还好,不疼。"

选手(触诊踝关节):"这疼吗?"

标准化患者:"疼,疼,疼。"

选手(触诊踝关节下方):"这疼吗?"

标准化患者:"还好,不怎么疼。"

选手:"阿姨,我现在要检查一下关节的稳定性,您放松。"

标准化患者:"好。"

选手检查关节稳定性,一手扶住踝关节上方,一手握住脚背,触摸足背动脉及皮肤温度并进行关节旋转。

标准化患者:"有点疼。"

选手:"马上就好。"

选手(报告):"患者右踝关节肿胀明显,触痛明显,关节稳定,无畸形。"

选手:"王阿姨,经过我的初步判断,您这是一个右踝关节的扭伤,我一会为您进行简单包扎,再带您去做详细的检查好吗?"

标准化患者:"好的。"

选手:"王阿姨,您之前有没有高血压,糖尿病这些疾病?"

标准化患者:"没有。"

选手:"现在有没有头晕头痛不舒服?"

标准化患者:"没有。"

选手(检查患者肌力,进行阻力对抗):"双手能向上抬一下吗?"

标准化患者（向上抬对抗选手阻力）："可以的。"

选手（检查患者握力情况）："来握一下我的手，用力。"

标准化患者用力握住选手的手。

选手："咱们的力量还是可以的，一会我就要扶您坐到椅子上了，您配合我好吗？"

标准化患者："好的，需要怎么配合呀？"

选手："一会儿我会搂住您的腰部，您的双手交叉，挂在我脖子上，咱们123一起向上用力起来，咱们左脚用力，右脚尽量抬起，好吗？"

标准化患者："好的。"

选手准备好椅子在患者旁边，调整椅子的角度便于自己操作。

选手（扶住患者腰部，患者搂住其脖子）："王阿姨，准备好了吗？"

标准化患者："准备好了。"

选手："1，2，3，起。"

选手（将患者扶起站立）："现在有没有头晕不舒服？"

标准化患者："有点头晕。"

选手："那我们先休息一下，我扶住您的，很安全。"

标准化患者："现在好多了。"

选手："现在椅子在您的左边，一会根据我的口令，以你的左脚为支点，向右转好吗？"

标准化患者："好的。"

选手："1，2，3，转身。"

标准化患者根据指令转身。

选手："椅子就在您的身后，我们慢慢坐下，我扶住您的，很安全。可以先手双手摸到椅子的边缘，慢慢往里挪。"

标准化患者坐于椅子上。

选手："王阿姨您坐稳了，我来帮您把手上的脚放到支腿架上。"

标准化患者："好的，谢谢你了。"

选手："阿姨，您先坐稳了，我准备好物品就为您开始包扎。"

标准化患者："好的。"

选手（报告，洗手）："环境安全，符合操作要求，患者神志清楚能主动配合，右踝关节肿胀明显，触痛明显，无畸形。"

选手："王阿姨，今天您是一个人外出吗？有没有家属陪伴？"

标准化患者："没有，就我一个人出来了，想来医院开点药。"

选手："没关系，王阿姨，一会您方便把家属的电话给我吗？我帮您联系一下，在您家属到来之前我都会一直陪在您身边的。"

标准化患者："好的，谢谢。"

选手（报告）："弹力绷带，在有效期内。"

选手（拆绷带，做包扎准备）："王阿姨，我现在要开始为您进行包扎了，一会要是觉得有不舒服的地方，你告诉我好吗？"

标准化患者："好的。"

选手按照8字形包扎，绷带自患肢足背至足弓缠绕2圈；经足背—足踝骨内侧、外侧—足背—足弓行8字形缠绕，如此再重复缠绕2次；每一圈覆盖前一圈的1/2～2/3；于足踝骨上方、足腕部做环绕2圈（注意不要压住足踝骨）。

选手："王阿姨，您家住在几楼啊？"

标准化患者："5楼。"

选手："是电梯楼还是步梯楼呢？"

标准化患者："步梯。"

选手："上下楼梯的时候扶好楼梯的扶手，这几天尽量减少上下楼梯，以后选择宽松柔软的衣服，鞋子尽量选择软底，沟纹深的，尽量避免行走在地面湿滑的地方。人多的地方咱就不去凑热闹了。"

选手（包扎过程中观察患者反应，询问患者感受，适当做相应的宣教）："王阿姨，你受伤的这只脚回去之后2天内都不要用热水洗脚、泡脚，因为热水泡脚会加重它的肿胀和疼痛，可以使用小毛巾裹住冰块进行冰敷，2天之后再改成热敷。坐着或躺着的时候，脚底下垫个小枕头，把脚抬高。"

标准化患者："好的。"

选手："这个松紧度你感觉怎么样？"

标准化患者："好像有点紧。"

选手（检查绷带松紧度）："我看一下。这个松紧度还行，如果太松了就不能起到保护作用了。"

标准化患者:"哦,好的。"

选手:"现在我要为您固定了。"

选手(固定绷带并检查):"足背动脉搏动良好,松紧适宜,皮肤温暖。"

选手:"王阿姨,现在已经为您包扎完毕了,您回家后要是疼痛越来越剧烈或者绷带松了、湿了,可以及时回医院进行处理。一会儿我把科室的电话帮你存在手机里,有问题的话可以打电话进行咨询。"

标准化患者:"你想得真周到。"

选手(撤除用物,安置好患者,患肢抬高,洗手):"阿姨我需要做一下相应的记录,请问您叫什么名字呀?"

标准化患者:"王××。"

选手(记录伤肢情况及包扎日期和时间):"王阿姨我已经通知了医生,一会儿就来看您。"

标准化患者:"好的。"

选手:"我再检查一次包扎的情况和您的肢体活动度,你还是像刚才一样配合我做抬手抬腿的动作就可以了。"

标准化患者:"好的。"

选手(检查包扎情况):"包扎固定稳妥,松紧适宜,足背动脉搏动良好,皮肤温暖。"

标准化患者:"没什么问题吧?"

选手:"绷带固定得挺好的,请放心。现在请您的双手向上抬,对抗一下我的手。"

标准化患者向上抬手,对抗选手阻力。

选手:"很好,双手都挺有力的,左脚抬一下。"

标准化患者配合抬左脚。

选手:"很好,王阿姨,由于您现在行走不太方便,我去推个轮椅来带您去做下一步的检查。一会儿坐上轮椅后,咱们的身体尽量往后靠,双手抓稳轮椅的扶手,在轮椅行进的过程中不要突然站起。有任何问题您都告诉我,我来为您处理好吗?"

标准化患者:"好的,护士。"

选手:"王阿姨,您先坐稳了,我马上就回来。"

标准化患者:"好。"

选手:"环境安全、地面无湿滑、无障碍物。"

选手（检查轮椅性能）:"轮椅刹车灵敏，靠背、坐垫、手把完好，车轮充气充足，脚踏板完好，安全带完好。"

选手（将轮椅推至患者健侧合适位置，拉起车闸，固定轮椅，收起踏脚板）:"王阿姨，我已经把轮椅推过来了，我们一会儿就准备从椅子上转到轮椅上吧。"

标准化患者:"好的。"

选手:"刚才我给您说的那些坐轮椅的注意事项还记得多少呀？"

标准化患者:"双手要抓稳扶手，背往后靠。"

选手:"没关系，我再给你说一遍，身体尽量往后靠，双手抓稳轮椅的扶手，在轮椅行进的过程中不要突然站起。有任何问题你都告诉我，我来为您处理。"

标准化患者:"好的好的，这次记住了。"

选手（撤掉支腿架）:"王阿姨，支腿架我撤了。"

选手:"一会儿我会用我的膝关节内侧抵住您的膝关节的外侧，你的手放在我肩上，我环抱你的腰部，跟我们刚才一样，听我的口令，123抬臀、伸膝，左脚用力站起，准备好了吗？"

标准化患者:"准备好了。"

选手:"1，2，3，起。"

选手（站起后扶稳患者）:"现在有没有头晕不舒服？"

标准化患者:"没有。"

选手:"王阿姨，现在您以自己的身体为轴转动，像刚才一样向右转动，轮椅就在您的身后。慢慢地，我扶住您的，您先用双手抓住轮椅的扶手。"

标准化患者:"已经抓住了。"

选手:"慢慢地向里面挪动，背尽量往后靠。"

标准化患者尽量往里坐。

选手（放下脚踏板，将患者脚放于脚踏板上）:"王阿姨，现在已经坐好了，您右脚穿鞋不太方便，我给您把鞋放在脚踏板上，您的右脚暂时踩在上面好吗？"

标准化患者："可以的。"

选手："现在我为您把安全带扣好，您扶稳轮椅扶手，尽量靠后坐，一会儿行进的过程中不要向前倾身、突然站起或是自行下车，以免跌倒。"

标准化患者："好的。"

选手："现在有没有不舒服啊？我们准备出发了。"

标准化患者："没有。"

选手（口述松开车闸，向前推行）："王阿姨，这个速度怎么样？"

标准化患者："可以的。"

选手："王阿姨，趁着现在我再给您说说咱们的注意事项。"

标准化患者："行。"

选手："咱们回家后饮食上可别想着吃哪补哪，去喝油腻腻的猪脚汤。饮食清淡些，多吃蔬菜水果，以及蛋白质和钙质丰富的食物比如牛奶、鸡蛋、鱼类等食物。在预防跌倒的注意事项上，刚才已经给您提了一些，内容有些多，怕您也记不住，一会您的家属来了之后，我再给她讲一遍，然后把预防跌倒的宣传小册子给您一份带回家，有空的时候慢慢看看，您学会后可别藏着掖着，赶紧分享给你的老伙伴们，希望你们都能健康长寿。"

标准化患者："谢谢你，护士。"

选手："不客气王阿姨。"

选手（口述运送途中，随时观察、询问患者，确保安全）："王阿姨，我们已经到目的地了，在您家属到来前我会一直陪在您身边。您还有什么需求吗？"

标准化患者："没有了。"

选手："报告评委老师，操作完毕。"

第四章 标准化患者的培养过程、存在问题及教学优势

第一节 标准化患者的培养过程

标准化患者（Standardized Patients）是指经过专业训练的健康人或患者，能够模仿特定病患的症状和体征，用于医学教育和评估。他们不仅扮演患者角色，还充当评估者和教学指导者。标准化患者的规范化培训流程包括设计病历、训练受训者表演、评估和提供反馈等阶段。

一、设计病历

1. 目标确定

目标为规划、执行和评估提供了基础，确保了资源的最优配置和成果的最大化。在设计病例前明确培训的目的，如提升护士病史采集能力、健康评估能力、沟通能力。那么病例的设计就必须针对性地涵盖这些方面。

通过与标准化患者进行模拟演练，提升护士病史采集的方法，包括开放式提问、封闭式提问和引导式提问技巧；掌握健康评估的基本流程和方法，包括体格检查、心理社会评估和辅助检查结果的解读；学习有效的沟通技巧，包括倾听、同理心表达、非语言沟通等，提高跨文化沟通能力，尊重患者文化背景，减少沟通障碍，学会处理护患沟通中的困难情境，如患者情绪激动、家属不理解等，维护和谐的护患关系；学会运用护理诊断思维，对患者的健康状况进行综合分析，提高对常见疾病和症状的识别能力，能够初步判断患者的病情严重程度；根据不同疾病特点，有针对性地收集病史信息，如主诉、现病史、既往史、家族史等，提高对病史资料的分析和整理能力，能够识别关键信息，为临床决策提供依据。

2. 病例选择

根据培训目标，病例选择要有针对性，与培训目标紧密相关；要有代表性，需涵盖护理实践中常见的疾病，如高血压、糖尿病、COPD等，以及多发病如感冒、胃肠炎等，同时要适当包括一些罕见病病例，以训练护士面对不常见情况时的应对能力；要有教育性，病例应包含丰富的医学知识点，以便护士在训练中能够学习到不同疾病的临床表现、诊断和治疗原则。

病例选择具体内容，如高血压，应选择不同病程的患者病例，涵盖原发性高血压和继发性高血压，训练护士如何采集病史、监测血压变化、进行生活方式指导；再如糖尿病，包括1型和2型糖尿病，着重于护士如何询问病史、监测血糖、进行糖尿病教育。

校企合作，邀请临床医学专家、病案专家和护理教育专家参与病例选择，确保病例的准确性和实用性。根据确定的病例类型，编写详细的病史资料，包括症状、体征、实验室检查和影像学结果，最后对编写的病历进行审核和修订，确保病历的科学性和教育性。

二、训练受训者表演

（一）能力要求

分析标准化患者所需具备的技能，如表演技巧、医学知识、沟通能力等。

1. 表演技巧

在表演技巧方面，要求标准化患者能较好地模拟症状表现，使用语言和肢体语言来进行正确的情绪表达；能够逼真地模拟各种疾病的症状，如疼痛、呼吸困难、肢体无力等；根据病例背景，表现出相应的情绪状态，如焦虑、抑郁、恐惧等，以增加模拟的真实性；掌握身体语言的表达，包括姿态、面部表情、手势等，以配合口头表达，增强表演效果。

2. 医学知识

在医学知识方面，要求标准化患者具备一定的医学基础知识，了解疾病的临床表现，掌握案例中患者常用药物的作用机制及毒副反应。

3. 沟通能力

在沟通能力方面，要求标准化患者具有良好的倾听能力，能够准确理解护士的问题，并给予恰当的回应；在表达时，能够清晰、准确地表达病例信息，包括病史、症状感受、治疗经历等；在模拟结束后进行反馈时，要求标准化患者能够提供具体、有建设性的反馈，帮助医护人员改进沟通和临床护理技能。

4. 在其他方面

在其他方面，还要求标准化患者有良好的适应能力，以便快速适应不同的模拟场景和角色，灵活应对各种突发情况；拥有较好的记忆力，以便记住复杂的病例信息，包括病史细节、实验室检查结果、治疗计划等，以便在模拟中准确无误地呈现。

（二）训练过程

训练过程包括熟悉病例、融入角色、情感表达、模拟互动、点评改进、多样化练习和反馈调整等。

1. 熟悉病例

首先，受训者需要详细阅读并理解所提供的病历，对病历中的基本信息，包括患者的姓名、年龄、性别、职业等每一个细节都了如指掌，以能够在模拟时更加自然地呈现相应的社会背景和身份特征。其次，受训者对案例中患者的病史、症状、检查结果和治疗过程要有深刻理解，因为它们可能会影响患者的当前状况和治疗选择；受训者需要准确记忆并理解病历中描述的各种症状，如疼痛的性质、部位、持续时间，或者是不适感的具体表现；受训者也需要对案例中的治疗过程全面掌握，包括已经采取的治疗措施、目前正在使用的药物以及即将进行的治疗方案。最后，受训者还要深入挖掘案例中的一些看似不起眼的细节，如患者的生活习惯、情绪状态、文化背景等，这些细节对于塑造一个立体、真实的患者角色至关重要。

2. 融入角色

受训者不仅要记住病例信息，还需要深入理解患者的情感和生理状态融入角色。深入理解病历中所描述的患者的情感状态，这包括患者的恐惧、焦虑、无助、愤怒或乐观等情绪。受训者要通过阅读病历，想象自己处于患者的情境中，体会他们的情绪波动，并在表演中真实地展现出来，模拟病历中描述的生理状态，如疼痛、呼吸困难、疲劳或眩晕等。这不仅要求受训者通过语言描述这些症状，还要通过面部表情、身体姿态和动作来体现这些生理不适。受训者应根据病历中患者的背景信息，调整自己的语言风格，例如，如果患者来自特定地区，可能需要模仿相应的口音或方言。此外，受训者还需注意患者的语言习惯，如语速、停顿和口头禅。受训者需要根据病历中的描述，模拟患者的行为模式，如患者可能因为疼痛而频繁变换姿势，或者因为焦虑而表现出坐立不安。通过眼神、微笑、皱眉等面部表情，展现出患者的内心世界，例如，一个感到恐惧的患者可能会有紧张的眼神和僵硬的微笑。肢体语言包括手势、姿态和动作，受训者需要同步这些肢体语言以匹配病历中患者的描述，例如，一个行动不便的病人可能会有缓慢的步伐和支撑身体的姿势。

3. 情感表达

患者的情感状态是标准化患者表演的重要组成部分。受训者需要学习如何表达疼痛、焦虑、困惑、害怕等情感，这些情感的表达需要通过语言、面部表情和身体动作来体现。受训者首先需要理解各种情感的本质和触发点，例如，疼痛可能是由身体伤害或疾病引起的，而焦虑可能源于对未知结果的担忧。因此受训者在进行表演时应选择合适的词汇、语速、音量和语调。例如，表达疼痛时，受训者可以使用描述性的词汇，如"刺痛""剧痛"，并通过语速的加快和音量的提高来传达紧迫感。面部表情是传达情感的无声语言，受训者需要练习通过眼神、眉毛、嘴巴和面部肌肉的运动来展现不同的情感。例如，当表达焦虑时，受训者的眉头可能会紧锁，眼神可能显得不安；而在表达害怕时，眼睛可能会睁大，嘴角可能会下拉。身体动作也可以增强情感表达的真实性，受训者需要学习如何通过手势、姿态和动作来配合情感表达，例如，疼痛可能会蜷缩身体，焦虑可能表现为手足无措或频繁摩擦双手。情感往往不是单一的，而是有层次和变化的。受训者需要学会展现情感的层次，从轻微的不适到强烈的痛苦，以及情感之间的过渡，例如，从焦虑逐渐升级到恐慌。在模拟全过程中，受训者还需要保持情感表达的连贯性，这意味着在不同的情境和对话中，受训者都要保持一致的情感状态，避免出现情感上的突兀或断裂。

4. 模拟互动

受训者需要与培训教师或其他受训者进行模拟互动。在这些互动中，他们要根据病历内容回答问题、描述症状、表现出相应的情感反应。

5. 点评改进

培训教师在训练过程中对受训者的表演进行点评、提出改进建议，或者指导受训者如何更好地融入角色。

6. 多样化练习

为了提高受训者的适应能力和表现多样性，培训教师可以要求受训者以不同的方式来表现同一个病例，例如，同一个病例可以要求受训者表现出不同程度的疼痛或焦虑。

7. 反馈调整

在模拟互动后，教师和其他受训者对该受训者的表现进行反馈。受训者根据这些反馈来调整自己的表演，以便更好地符合病历中描述的患者角色。

三、评估和提供反馈

在与标准化患者进行情景模拟前，要求受训标准化患者明确评估者需要达成的具体标准和期望。评估过程中，标准化患者需要观察评估者的表现，包括问诊技巧、体检技能、诊断推理和沟通能力等，并进行记录，包括正面和需要改进的地方。评估结束后，标准化患者立即向评估者提供反馈，指出其表现中的强项和弱点，为了确保反馈的一致性和全面性，可以使用预先设计的反馈表格或清单（详见表3.4）。

第二节　标准化患者在培养过程中存在的问题

一、培养中存在的问题

在护理教学方面标准化患者的培养存在着很多问题，如资源投入、培训质量、拟定标准化患者的能力差异、案例开发、情景呈现等，每一项都是标准化患者培养中存在的挑战，这些挑战需要通过不断地实践和探索来克服。

（一）资源投入

标准化患者项目的实施需要较大的人力、物力和财力投入。首先，要招募适合扮演标准化患者的人选，这一过程不仅需要发布招募信息、组织面试，还可能涉及一系列的评估和测试，以确保候选人具备扮演标准化患者的潜力和能力。其次，要对拟定的标准化患者进行培训，包括案例中患者的临床表现和心理变化等，培训结束后要进行模拟训练，这都需要耗费大量的时间和精力。

（二）培训质量

培训质量在很大程度上取决于师资的专业水平。在标准化患者培训中，教师需要具备扎实的医学知识和丰富的临床经验，才能准确无误地向标准化患者传授特定疾病的症状、体征以及相关的医学背景，教师的专业水平直接决定了培训内容的准确性和深度。标准化患者需要通过模仿来学习如何模拟各种疾病状态，一个专业技能过硬的教师能够通过自己的示范，帮助学生更好地掌握模拟技巧。教师的专业判断能力有助于准确评估标准化患者在培训过程中的表现，及时发现问题并提供针对性的指导，从而促进标准化患者能力的提升。

(三)拟定标准化患者的能力差异

拟定标准化患者的个人特点和能力存在差异,在培训后的表现和成效也会有所不同。例如,医学知识背景丰富的标准化患者可以更快地理解和掌握特定疾病的病理生理知识,因此在模拟时能更准确地呈现症状,而知识背景较弱的标准化患者可能需要更多的时间和资源来学习相同的医学知识,这可能会影响他们在模拟中的表现;擅长于角色扮演的标准化患者,能够更自然地模拟患者的情感和行为;沟通能力强的标准化患者能够更好地与护理学生互动,提供更真实的临床体验;能力较强的标准化患者能提供更具体、有针对性的反馈,帮助护理学生改进。

(四)案例开发

一个高质量的教学案例不仅能够提升护理教学的效果,还能为学生提供贴近真实临床环境的实践机会。案例必须紧密联系临床实际,反映出真实的医疗场景和患者问题,这意味着案例应基于真实的病例,或者是对真实病例的合理改编,确保学生能够通过案例学习到实际工作中可能遇到的挑战;案例应包含全面的问诊技巧训练,如病史采集、体格检查、患者沟通等。通过案例学习,学生能够更好地掌握如何有效地与患者交流,收集关键信息;患者的社会背景,如文化、教育水平、经济状况、家庭支持系统等,都会影响其对疾病的反应和护理需求,案例开发时应充分考虑这些因素,以便学生能够理解社会背景对病人护理的影响;患者的心理状态,包括情绪反应、心理应激、认知功能等,是护理评估的重要内容,案例中应包含对这些心理状态的描述,帮助学生学会识别和处理患者的心理问题;案例应设计病情的进展和变化,以模拟真实临床情境中的动态过程,这有助于学生理解疾病的发展规律,并学会根据病情变化调整护理计划;案例开发应鼓励多学科合作,涉及护理以外的其他医疗专业,如医生、药师、营养师等,以培养学生跨专业合作的能力。

(五)情景呈现

培养标准化患者的目的是尽可能模拟真实临床情境,以提供护理学生实践和提升技能的机会，但不得不承认，模拟的环境与实际的医疗环境之间仍存在一定的差距。其一，在实际医疗环境中，患者的病情往往更加复杂，可能涉及多种疾病共存，以及各种并发症的出现，相比之下，标准化患者模拟的病情可能较为单一，难以完全复制真实患者的复杂情况。其二，真实患者的病情可能会迅速变化，需要医护人员及时调整治疗和护理计划，而在模拟环境中，病情的变化通常是预设的，可能不会像实际情境中那样突然或不可预测，这种缺乏动态变化性的模拟可能会限制学生应对突发情况的能力，影响他们在实际工作中对病情变化的敏感度和应对速度。其三，每位患者都有其独特的生理和心理特点，这些差异在模拟环境中可能难以完全体现，标准化患者虽然经过培训，但难以完全模仿每位真实患者的个体差异，这可能导致护理学生在处理实际患者时，忽视了个体差异对护理决策的影响，从而影响护理的质量和效果。其四，在实际医疗环境中，患者可能会表现出强烈的情感和心理反应，如焦虑、恐惧、抑郁等，而标准化患者在模拟这些情感时无法完全达到真实患者的程度，这种情感和心理状态的差异可能会影响护理学生的人际沟通能力和情感处理技巧，这些技巧在临床工作中至关重要。其五，实际医疗环境中的噪声、忙碌、资源限制等因素在模拟环境中可能无法完全复制。这些环境因素可能会影响护理学生的注意力和工作效率，缺乏这些环境压力的模拟可能导致护理学生在实际工作中面对压力时表现不如预期。

此外，在护理教学中，培养的都是学生标准化患者，他们都是医学类学生，在进行情景模拟时，偶尔会出现专业性的术语，会对其他学生产生方向性的引导和暗示。再者，学生标准化患者的培训及使用，一般校内无相关经费支持，加之存在有与上课时间冲突的情况，需要相关老师和同学对该项目抱有极大的热爱。

二、标准化患者培养过程中存在问题的解决措施

在标准化患者的培养过程中，面临着一系列挑战和问题，这些问题不仅影响了标准化患者项目的质量和效率，也对医学教育的整体发展有所影响。以下将针对这些问题，提出一系列切实可行的解决方案，旨在优化标

准化患者的培养流程，提高其教学质量，从而推动医学教育的创新发展。

（一）筛选阶段

设计高效的面试和评估流程，目的是在保证质量的前提下，提高效率和准确性，减少不必要的时间和资源消耗。

1. 明确标准化患者筛选标准

根据标准化患者的角色要求，明确候选人需要具备的技能和个人特质。

（1）在技能要求方面，要考察候选人的沟通、观察和表演技能。

① 沟通方面：具备良好的口头和书面沟通能力，能够清晰、准确地传达信息，并能有效地倾听和理解信息。

② 观察技能：能够细致观察医学生的行为和反应，并提供准确的反馈。

③ 表演技能：能够尽可能地模拟特定疾病的症状和患者的行为。

（2）在个人特质要求方面，要考察候选人的适应能力、同理心、专业态度、自我反思能力和心理韧性。

① 适应能力：能够适应不同的角色和临床情境，灵活应对变化。

② 同理心：能够理解患者的感受，展现出对患者情况的同情和理解。

③ 专业态度：能够保持专业边界，不将个人情感带入模拟情境。

④ 自我反思：能够反思自己的表现，持续学习和改进。

⑤ 心理韧性：在面对重复的模拟情境和可能的情感挑战时，能够保持心理稳定。

2. 结构化面试

结构化面试能帮助我们深入理解候选人的背景、能力以及他们对标准化患者角色的认识。

（1）自我介绍（限时）：候选人简短自我介绍，评估其表达能力。

（2）角色理解（限时）：候选人解释对标准化患者角色的理解。

（3）问题回答（限时）：针对标准化患者可能遇到的问题，候选人给出回答。

3. 情景模拟

设计一个简短而精准的案例，要求候选人现场扮演标准化患者。评估候选人的表演能力、对案例的理解以及与医生的互动。从以下几方面进行评估：

（1）症状模拟的真实性：候选人是否能够逼真地模拟胸痛症状。

（2）互动的自然性：候选人与医生之间的沟通是否流畅、自然。

（3）应变能力：在面对突发情况（如腹痛加剧）时，候选人是否能迅速作出合适的反应。

（4）情感表达：候选人是否能够表现出患者在面对健康问题时可能出现的情绪。

（二）培训阶段

如何确保培训质量，提升教师的专业素养，以及促进教师与标准化患者之间的有效互动，通过一系列策略，旨在搭建一个高效、互动的交流平台，并通过加强师资队伍建设来提升培训的整体水平。

1. 创建互动交流的平台

（1）利用现代信息技术，搭建一个在线交流平台，如论坛、微信群或者专业的社交网络群组，让教师和标准化患者能够随时随地进行交流。

（2）定期组织经验分享会，鼓励教师和标准化患者分享各自在教学和学习过程中的成功经验和遇到的挑战，通过案例分析和讨论，共同寻找解决方案。

（3）鼓励不同专业背景的教师和标准化患者参与交流会，促进跨专业的知识融合和技能互补。

2. 加强师资队伍建设

（1）明确师资选拔标准，要求教师具备良好的沟通能力和教学技巧，能够有效地传授知识和技能。

（2）持续教育培训，邀请临床护理专家进行专题讲座，帮助教师更新专业知识。并为教师提供持续的教育培训机会，包括国内外的专业进修、学术会议等，以保持教师的专业知识和技能始终处于行业前沿。

3. 案例开发

教学案例不仅能够模拟临床环境，增强学生的实践能力，还能促进理论知识的实际应用。然而，要开发出既符合临床实际又具有教育意义的高质量教学案例，并非一项简单的任务。

（1）建立案例开发团队。组建一个跨学科团队，确保团队成员具有丰富的临床经验和教学背景，能够从不同角度为案例开发提供专业见解。

（2）注重案例内容的真实性和多样性。通过与临床机构的合作，收集真实病例资料，确保案例内容的真实性；涵盖不同的疾病、患者群体、文化背景和临床情境；嵌入全面的护理技能训练，如病史采集、体格检查、患者沟通等，确保学生能够通过案例学习到实用的护理技巧；设计互动环节，让学生在模拟情境中实际操作，提高实践能力。

（3）反馈修订。在案例使用后，收集学生和教师的反馈，评估案例的有效性和实用性，并根据反馈结果对案例进行必要的修订和优化，确保案例始终保持高质量。

4. 改进情景呈现方式

模拟环境与实际医疗环境之间的差异，往往使得学生在面对真实患者时面临挑战。为了缩小这一差距，需对情景呈现的方式进行创新和改进，以确保学生能够在模拟训练中获得尽可能贴近实际临床的经验。

（1）动态病情变化模拟。在模拟训练中加入随机事件和突发状况，让学生学习如何应对不可预测的病情变化。

（2）强调个体差异的培训。对标准化患者进行深入培训，强调模拟不同患者的生理和心理特点。在模拟案例中加入更多关于患者个体差异的信息，让学生在护理决策时考虑这些因素。

（3）环境因素的模拟。在模拟环境中加入背景噪声、忙碌场景等元素，模拟实际医疗环境中的压力；限制模拟训练中的资源，如设备、时间等，让学生体验资源紧张的情况。

（4）持续改进和评估。定期评估模拟训练的效果，根据学生的反馈和临床教师的观察进行持续改进；保持与临床实践的同步更新，确保模拟训练内容始终反映最新的临床实践。

通过这些改进措施，不仅能够提升标准化患者模拟训练的真实性和教育效果，还能够为学生提供一个更加全面、动态且贴近实际的学习环境。这些措施将有助于学生在面对复杂多变的临床情境时，能够更加自信、准确地做出判断和应对。

第三节　标准化患者在老年护理教学中的优势

标准化患者最初应用于临床技能评估、执业医师资格考试，如美国的医师执照考试（USMLE）等领域。标准化患者作为一种有效的教学和评估工具，在医学教育、卫生保健研究和临床护理教学中扮演着重要角色。随着医学教育的发展和临床实践的需求，标准化患者的应用范围和深度都在不断扩展。

随着老年人口的不断增长，老年护理专业人才的培养成为我国医疗卫生事业发展的关键环节。在这一过程中，标准化患者的引入，创新了老年护理教学模式。标准化患者在老年护理教学中的应用，不仅提高了护理教育的实效性，还为培养具有高素质、高技能的老年护理人才提供了有力支持。以下是标准化患者在老年护理教学中的显著优势。

一、模拟真实临床情境

在老年护理教学中，标准化患者经过培训，能够逼真地模拟老年患者的一系列常见病症，如心血管疾病、糖尿病、阿尔茨海默病、关节炎等，以及这些病症带来的复杂护理需求。这种高度仿真的实践平台，为护理学生提供了一个与实际临床环境极为相近的学习场景，让他们能够在没有真实患者风险的情况下，亲身体验和应对老年护理中的各种挑战。

老年患者的护理需求是多维度的，不仅包括身体上的关照，还涵盖了心理和社会层面的支持。他们可能需要额外的帮助来保持进行日常生活活动（ADL），这包括基本的自我照顾任务，如吃饭、洗澡和穿衣。同时，工具性日常生活活动（IADL）的维持也需要关注，这涉及更为复杂的任务，如管理财务、购物和家务等。

除了日常生活技能的保持，老年患者还可能面临特定的健康问题，如尿失禁，这不仅影响他们的身体舒适，也可能带来心理上的压力和尴尬。此外，跌倒风险的管理对于预防老年人受伤和维持其独立生活至关重要。因此，护理专业人员必须能够识别这些风险，并采取相应的预防措施，如环境改造和提供辅助设备。

在心理与社会层面，老年患者可能需要情感支持和社交互动，以减少孤独感和社会隔离。他们还需要帮助以处理与衰老相关的认知和情绪变化，包括抑郁症状或痴呆症状的管理。

通过与标准化患者的互动，护理学生可以学习如何在这些不同领域内提供综合性的护理，提高敏感度以确保老年人不仅在身体上得到妥善照顾，其心理与社会需求也得到满足和尊重。

二、提升沟通能力

在老年护理领域，沟通能力的培养尤为重要。由于老年患者常常伴随着多种疾病，如心血管疾病、糖尿病、慢性阻塞性肺疾病等，以及可能的认知功能障碍，如痴呆或阿尔茨海默病，因此与他们进行有效沟通需要护理学生掌握一系列特别的技巧。通过这种实践，护理学生不仅提升了与老年患者的沟通技巧，还增强了自身的同理心和职业素养，为将来在临床工作中与老年患者建立良好的护患关系，提供更加人性化、个体化的护理服务打下了坚实的基础。

（一）尊重个体差异

每一位老年患者都是独一无二的个体，他们拥有各自的生活经历、信仰观念和个人习惯。在与他们交流时，护理学生应学会尊重这些差异，即使患者的观点或习惯与标准的医疗建议不完全一致。这种尊重体现在对每位患者个性特征的认可和包容上。在沟通的过程中，学生应避免机械地应用统一的标准，而是要细心倾听患者的声音，理解他们的立场。这种尊重不仅有助于建立相互信任的护患关系，还能促进患者更积极地参与自己的护理计划。通过对个体差异的重视，护理学生学会了如何在尊重患者个人选择的同时，提供专业的护理建议；也学会了如何在患者的生活方式、文化背景和个人偏好与医疗护理之间找到平衡点，确保护理措施既科学合理，又贴近患者的实际需求。这种细致入微的关怀，是提升老年护理质量的关键所在。

（二）保障决策自主权

在与老年患者互动时，护理学生需具备识别和确认患者本人或其代理人是否具备决策能力的洞察力，以确保在沟通的每一步中，患者的个人意愿和选择应得到充分的重视和考量。在这个过程中，护理学生要学会如何与患者及其代理人进行有效对话，探讨患者的偏好、价值观和期望，这不仅是对患者尊严的体现，也是确保患者参与度的重要步骤，同时也有助于构建一个以患者为中心的护理模式，让患者的声音在护理过程中始终被听到和尊重。

（三）适应生理变化

鉴于老年患者可能面临的身体机能和认知能力的下降，护理学生需灵活调整沟通策略，确保交流方式与患者的实际生理状态相匹配，以适应老年人可能减弱的听觉、视觉、记忆或其他认知功能。这种适应性沟通意味着采用更简单、更直接的语言，或者通过非言语的方式来增进理解，确保信息传递的准确性和有效性。

（四）重视治疗隐患

在探讨治疗方案的过程中，学生需细心列举潜在的治疗风险，确保患者对可能发生的副作用有所准备。这种透明化的信息交流有助于患者做出知情决策,从而提高他们对治疗方案的接受度和依从性。

(五)借助非言语沟通手段

在面对感官功能减退的老年患者时,护理学生应运用身体动作、面部神态等非言语方式来辅助表达,如温和的触摸、丰富的面部表情和适当的手势,可以增强信息的传递和理解。这种多感官的沟通方法能够弥补言语交流的不足,帮助建立更深层次的沟通连接。

(六)防止对立冲突

在交流过程中,护理学生应避免直接冲突,在处理可能的分歧时,学生应运用温和的沟通策略,避免争执,以促进老年患者对治疗必要性的理解和认同,帮助老年患者认识到治疗的关键性。

三、增强同理心和关怀能力

在老年护理的教学领域,标准化患者不仅需要能够准确地模拟老年患者可能经历的痛苦、不适和孤独感,还要能生动地展现患者面对疾病与衰老时的心理转变。这种沉浸式学习经历促使护理学生换位思考,深入理解老年患者的恐惧、忧虑和期望,进而在护理操作中展现出更深切的同情与关注。

通过与标准化患者的互动,护理学生不仅掌握了如何辨识和满足老年患者的情感需求,还学会了在护理过程中保持必要的耐心与细腻。同理心的培养对于提高护理服务的品质至关重要,它将护理工作从简单的技术执行提升为一种充满关怀与尊重的交流,助力学生在未来的工作中,以更加体贴和人性化的态度对待每一位老年患者。

四、标准化评估

标准化患者可以根据统一的标准来评估护理学生的表现,确保评估的客观性和一致性，有助于提高教学质量。

（一）统一评价

标准化患者是遵循一致性的脚本和指导原则来进行模拟的，这使得他们在对护理学生的表现进行评价时，能够显著降低不同评价者之间的个人主观性偏差。这样的评估方式增强了评价结果的一致性和相互比较性，确保了评价过程的公正性和准确性。

（二）即时评价反馈

通过标准化评估，学生能在模拟练习结束后迅速得到反馈信息，这便于他们及时掌握自己的表现情况，并对其中存在的不足进行针对性地修正。

（三）综合能力评价

标准化患者不仅评价学生的专业技术能力，还能对其情感智力、同理心、批判性思维等多方面非技术性能力进行全面的考量。

（四）激发自我审视

通过标准化评估，学生得以获得自我反思的契机，从而识别在护理实践中的弱项与需提升之处。

（五）提高教学质量

通过对学生的标准化评估，教师可以识别教学中的不足，洞察教学短板，适时优化教学方法，调整教学策略和课程内容，以提高教学质量。

五、提供重复实践机会

由于标准化患者可以"重复利用"，因此护理学生有机会多次实践同一技能，直到掌握为止，这有助于巩固和提升学生的护理技能。

（一）技能操作的精确性

在与标准化患者的多次互动中，学生可以不断练习和调整技能操作，从而提升操作的精确性和准确性。这种反复的实践有助于学生在实际临床中减少差错。

（二）即时反馈与反思

在与标准化患者的互动过程中，学生可以立即从标准化患者和指导老师那里获得反馈，这种即时反馈帮助他们迅速识别自己的错误和不足，能够理解错误的原因，学习正确的做法，从而在技能操作上做出及时的调整或重试，这种及时的纠正和重复练习有助于学生更快地掌握技能，提高操作的熟练度。学生在模拟环境中犯下的错误，可以成为学习和成长的重要经验，在未来的实践中避免重复同样的错误。

（三）个性化学习

鼓励学生成为学习的主导者，根据自己的学习情况，识别出自己在知识和技能上的薄弱点，并将这些环节作为学习的重点。通过有针对性的练习，学生可以逐步克服这些难点。

（四）增强记忆

重复实践有助于加深记忆，将短期记忆转化为长期记忆，使学生在真实临床环境中能够更自然地运用所学技能。通过反复练习，学生不仅仅是记忆技能，更重要的是理解技能背后的原理和逻辑，将知识内化于心。

六、确保安全性

在标准化患者身上进行护理操作不会对患者造成实际伤害，为护理学生提供了一个无风险的学习环境。

（一）零风险的患者体验

标准化患者能够模拟真实患者的症状和反应，但不会像真实患者那样对护理操作产生生理上的反应。这意味着学生在实践过程中，即使出现操作失误，也不会对标准化患者造成实际伤害，这种无风险的学习环境让学生可以更加大胆地尝试新技能，不用担心可能的负面结果。

（二）降低心理压力

知晓自己的操作不会对他人造成伤害，学生可以在练习时更加放松，这种心理上的安全感有助于他们更好地专注于技能的学习和掌握。

七、提升适应性和灵活性

标准化患者作为医学护理教育和培训的一部分，能够帮助护理学生更好地适应临床环境，提高其岗位胜任力。

（一）定制化病例设计

标准化患者可以根据教学需求调整病例和表现，以适应不同的教学目标和场景，提高教学的灵活性和适应性。

（二）多样化教学场景

通过改变病例的复杂性和紧急程度，标准化患者能够模拟从常规护理到紧急状况的各种临床场景。这种多样化的场景模拟，有助于学生全面掌握护理技能。

（三）适应不同层次的学生需要

标准化患者可以根据学生的年级和学习进度，调整病例的难度和表现方式。对于初级学生，可以提供较为简单的病例；而对于高年级学生，则可以提供更为复杂和具有挑战性的病例。

（四）促进跨专业学习

标准化患者可以模拟不同专业领域的病例，促进护理学生与其他医学专业学生之间的跨专业学习，增强学生的综合护理能力。

八、促进批判性思维

通过与标准化患者的互动，护理学生可以学习如何识别和应对复杂的临床情况，培养批判性思维和临床决策能力。

（一）提升识别临床问题的能力

在与标准化患者的临床情景模拟训练互动中，学生需要仔细观察和评估患者的症状和反应，这有助于他们学会如何从复杂的临床信息中识别出关键问题，为后续的决策提供依据。

（二）深化分析问题的深度

学生面对标准化患者所扮演的不同病例，不仅要识别表面症状，更要深入挖掘背后的病理原因，学生需要调动所学的病理学、药理学等知识，对病例进行全面分析，这要求他们具备扎实的知识储备和良好的知识整合能力。在分析问题时要求学生关注病例中的每一个细节，运用逻辑推理，跨越单一学科的界限，运用跨学科思维来全面理解患者的状况。在分析过程中，学生可能会发现自己的理解偏差或知识盲点，通过反思和修正，他们能够不断提高分析问题的深度和准确性。

（三）积极采取多角度考虑问题的方法

学生需要跳出传统的思维框架，从不同的角度和立场出发，全面考虑患者的健康状况，包括生理、心理、社会和文化等多方面因素。在思考问题时，学生应始终将患者放在中心位置，考虑患者的个人偏好、价值观和期望，从而提供更加个性化的护理，有助于扩展全面的临床视角。

（四）应对不确定性

临床实践中常常存在不确定性，标准化患者能够根据教学目标，模拟各种真实世界中可能遇到的不确定情境，如症状不典型、病史不明确或患者情况突然变化等。在信息不完整的情况下，学生必须学会如何从有限的信息中筛选出关键点，评估不同决策可能带来的风险，既要保持耐心，不急于作出决定，同时也要培养决断力，能够在关键时刻做出正确的选择。这对于他们做出正确的临床决策至关重要。

（五）提升沟通和协作能力

批判性思维不仅包括个人分析问题，还包括与他人沟通和协作方面。在与标准化患者的互动中，学生需要学会如何清晰、准确地传达自己的观察、思考和计划，学会倾听和理解标准化患者的需求和担忧；在沟通和协作过程中团队合作遇到意见不合的情况时，学习如何有效地解决冲突，维护团队的和谐。

标准化患者，作为一种创新且富有成效的教学工具，推动了护理教育的发展。他们不仅仅是提供了一个安全、可控的学习平台，更是显著提高了学生在临床实践、人际交流、批判性思维以及团队合作等多方面的能力。这种教学方法的引入，标志着护理教育进入了一个新的发展阶段。

标准化患者的应用，不仅限于模拟临床操作的技能训练，更在于它们能够模拟真实的患者反应和临床情境，从而让学生在没有任何实际风险的情况下，获得宝贵的实践经验。这种创新性的教学手段，极大地增强了学生的自信心和临床决策能力。

展望未来，随着护理教育的持续进步和创新，相信标准化患者的角色将变得更加重要，其应用范围将更加广泛。在护理人才的培养过程中，标准化患者将发挥更加关键的作用，帮助学生们成长为具有高度专业素养和人文关怀的护理专业人才。

护理专业学生在接受了标准化患者训练之后，将更加充分地准备好面对临床工作中的各种挑战。他们将能够为患者提供更加全面、细致且个性化的护理服务，从而提升患者的就医体验和治疗效果。在这个过程中，他们也将成为推动医疗健康事业向前发展的中坚力量，为构建更加和谐、高效的医疗服务体系贡献自己的智慧和力量。总之，标准化患者的融入，为护理教育的未来描绘了一幅充满希望和创新的画卷。

附录　老年护理学相关量表

量表 1　Katz 日常生活功能指数评价量表

生活能力	项目	分值
进食	进食自理无需帮助	2
	需帮助备餐，能自己进食	1
	进食或经静脉供给营养时需要帮助	0
更衣（取衣、穿衣、扣扣、系带）	完全独立完成	2
	仅需要帮助系鞋带	1
	取衣、穿衣需要协助	0
沐浴（擦浴、盆浴或淋浴）	独立完成	2
	仅需要部分帮助（如背部）	1
	需要帮助（不能自行沐浴）	0
移动（起床，卧床，从椅子上站立或坐下）	移动自如（可以使用手杖等辅助器具）	2
	需要帮助	1
	不能起床	0
如厕（如厕大小便自如，便后能自洁及整理衣裤）	无需帮助，或能借助辅助器具进出厕所	2
	需帮助进出厕所、便后清洁或整理衣裤	1
	不能自行进出厕所完成排泄过程	0
控制大小便	能完全控制	2
	偶尔大小便失控	1
	排尿、排便需别人帮助，需用导尿管或失禁	0

量表2 Barthel量表

项目	评分标准	得分
大便	0 = 失禁或昏迷 5 = 偶尔失禁（每周 < 1 次） 10 分 = 能控制	
小便	0 = 失禁或昏迷或需由他人导尿 5 = 偶尔失禁（每 24 小时 < 1 次，每周 > 1 次） 10 分 = 能控制	
修饰	0 = 需帮助 5 = 独立洗脸、梳头、刷牙、剃须	
如厕	0 = 依赖别人 5 = 需部分帮助 10 = 自理	
吃饭	0 = 依赖别人 5 = 需部分帮助（夹饭、盛饭、切面包） 10 = 全面自理	
转移床—椅	0 = 完全依赖别人，不能坐 5 = 需大量帮助（2 人）能坐 10 = 需少量帮助（1 人）能坐或指导 15 = 自理	
活动 （在病房及其周围步行，不包括走远路）	0 = 不能步行 5 = 在轮椅上独立运动 10 = 需 1 人帮助步行（体力或语言指导） 15 = 独立步行（可用辅助器）	
穿衣	0 = 依赖别人 5 = 需一半帮助 10 = 自理（系、开纽扣，关、开拉链和穿鞋）	

续表

项目	评分标准	得分
上楼梯（上下一段楼梯，用手杖也算独立）	0＝不能 5＝需帮助（体力或语言指导） 10＝自理	
洗澡	0＝依赖 5＝自理	
总分		
责任护士	日期	

ADL能力缺陷程度：0~20分＝极严重功能障碍，25~45分＝严重功能障碍，50~70分＝中度功能缺陷，75~95分＝轻度功能缺陷，100分＝ADL自理。

量表3　PULSES量表

评估内容	正常 （1分）	轻度异常 （2分）	中度异常 （3分）	重度异常 （4分）	得分
躯体状况（P）：包括内脏疾病如心血管、呼吸、消化、泌尿和内分泌系统疾病及脑病疾病					
上肢功能（U）：评估颈部、肩胛带和上背部脊柱的功能					
下肢功能（L）：评估骨盆、下背部和腰骶部脊柱的功能					
感觉功能（S）：评估语言、听觉和视觉的功能					
排泄功能（E）：评估大小便控制的功能					
社会心理状况（S）：评估患者的精神和情感状况					

填写说明：每个部分根据功能障碍的程度分为1到4分，总分为6分表示功能最佳，24分表示功能最差。评分越高表示功能越差。

量表 4　Lawton 量表

生活能力	项目	分值
你自己能做饭吗？	无需帮助	2
	需要一些帮助	1
	完全不能自己做饭	0
你自己能做家务或勤杂工作吗？	无需帮助	2
	需要一些帮助	1
	完全不能自己做家务	0
你自己能服药吗？	无需帮助	2
	需要一些帮助	1
	完全不能自己服药	0
你能去超过步行距离的地方吗？	无需帮助	2
	需要一些帮助	1
	除非特别安排，否则完全不能旅行	0
你能去购物吗？	无需帮助	2
	需要一些帮助	1
	完全不能自己出去购物	0
你能自己理财吗？	无需帮助	2
	需要一些帮助	1
	完全不能自己理财	0
你能打电话吗？	无需帮助	2
	需要一些帮助	1
	完全不能自己打电话	0

填写说明：分值越高，说明被测者日常生活活动能力越高。

量表 5 快速残疾评估量表（RDRS）

项目		表现	得分
日常生活需要帮助的程度	进食	完全独立	0
		需要一点帮助	1
		需要较多帮助	2
		喂食或经静脉供给营养	3
	行走（可用拐杖或助行器）	完全独立	0
		需要一点帮助	1
		需要较多帮助	2
		不能走	3
	活动（外出可用轮椅）	完全独立	0
		需要一点帮助	1
		需要较多帮助	2
		不能离家外出	3
	洗澡（需提供用品及监护）	完全独立	0
		需要一点帮助	1
		需要较多帮助	2
		由别人帮助洗	3
日常生活需要帮助的程度	穿着（包括帮助选择衣物）	完全独立	0
		需要一点帮助	1
		需要较多帮助	2
		由别人帮助穿	3
	如厕（穿脱衣裤、清洁、造瘘管护理）	完全独立	0
		需要一点帮助	1
		需要较多帮助	2
		只能用便盆，不能护理造瘘管	3

续表

项目		表现	得分
日常生活需要帮助的程度	整洁修饰（刮胡子、梳头、修饰指甲、趾甲、刷牙）	完全独立	0
		需要一点帮助	1
		需要较多帮助	2
		由别人帮助洗漱修饰	3
	适应性项目（钱币或财产管理，使用电话、买报纸、卫生纸和点心或者快递）	完全独立	0
		需要一点帮助	1
		需要较多帮助	2
		自己无法处理	3
残疾的程度	言语交流（自我表达）	正常	0
		需要一点帮助	1
		需要较多帮助	2
		不能交流	3
	听力（可用助听器）	正常	0
		需要一点帮助	1
		需要较多帮助	2
		听力丧失	3
残疾的程度	视力（可戴眼镜）	正常	0
		需要一点帮助	1
		需要较多帮助	2
		视力丧失	3
	饮食不正常	没有	0
		轻	1
		较重	2
		需经静脉输入营养	3

续表

项目		表现	得分
残疾的程度	大小便失禁	没有	0
		有时有	1
		常常有	2
		无法控制	3
	白天卧床（按照医嘱或自行卧床）	没有	0
		有，较短时间，3小时以内	1
		较长时间	2
		大部分或全部时间	3
	用药	没有	0
		有时用	1
		每日服药	2
		每日注射或加口服	3
特殊问题的严重程度	精神错乱（谵妄、幻想、容易激惹，行为不当，胆怯等精神病征象）	没有	0
		轻	1
		重	2
		极重	3
	不合作，对医疗持敌对态度	没有	0
		轻	1
		重	2
		极重	3
	抑郁	没有	0
		轻	1
		重	2
		极重	3

填写说明：每项最高3分，最低0分，总分最高54分。分数越高表示残疾越重，完全正常应为0分。

量表 6 功能独立性量表（Functional Independence Measure, FIM）

项目			得分
运动功能	自理能力	进食	
		梳洗修饰	
		洗澡	
		穿裤子	
		穿上衣	
		上厕所	
	括约肌控制	膀胱管理	
		直肠管理	
	转移	床、椅、轮椅间	
		如厕	
		盆浴或淋浴	
	行走	步行/轮椅	
		上下楼梯	
运动功能评分			
认知功能	交流	理解	
		表达	
	社会认知	社会交往	
		解决问题	
		记忆	
认知功能评分			
FIM 总分			
评定结果			

评分原则：

（1）独立完成所有活动。

7 分：完全独立，活动完成规范，无需矫正，不用辅助设备和帮助，并在规定时间内完成。

6分：辅助独立，活动需要辅助设备（假肢、支具、辅助具），或超过合理的时间，或活动不够安全。

（2）需要有人监护或身体方面的帮助，或不能活动。

5分：监护或准备，需要他人准备支具或物品等，口头提示或诱导，不需要身体接触性帮助。

4分：最低接触性帮助，给患者的帮助限于扶助，患者活动中用力程度≥75%。

3分：中等接触性帮助，给患者的帮助大于扶助，患者活动中用力程度为50%~74%。

2分：最大帮助，患者活动中的25%~49%为主动用力。

1分：完全依赖，患者活动中的<25%为主动用力。

量表7 老年抑郁量表（Geriatric Depression Scale, GDS）

项目	回答	
1. 你对生活基本满意吗？	是	否
2. 你是否已经放弃了许多活动与兴趣？	是	否
3. 你是否觉得生活空虚？	是	否
4. 你是否常感到厌倦？	是	否
5. 你觉得未来有希望吗？	是	否
6. 你是否因为脑子里一些想法摆脱不掉而烦恼？	是	否
7. 你是否大部分时间精力充沛？	是	否
8. 你是否害怕会有不幸的事落到你的头上？	是	否
9. 你是否大部分时间感到幸福？	是	否
10. 你是否常感到孤立无援？	是	否
11. 你是否经常坐立不安、心烦意乱？	是	否
12. 你是否希望待在家里而不愿去做些新鲜事？	是	否
13. 你是否常常担心将来？	是	否
14. 你是否觉得记忆力比以前差？	是	否
15. 你觉得现在生活得很惬意吗？	是	否
16. 你是否常感到心情沉重、郁闷？	是	否
17. 你是否觉得像现在这样活着毫无意义？	是	否
18. 你是否总为过去的事忧愁？	是	否
19. 你觉得生活令人兴奋吗？	是	否
20. 你开始一件新的工作很困难吗？	是	否
21. 你觉得生活充满活力吗？	是	否
22. 你是否觉得你的处境已经毫无希望？	是	否
23. 你是否觉得大多数人比你强得多？	是	否
24. 你是否常为些小事伤心？	是	否
25. 你是否常觉得想哭？	是	否
26. 你集中精力有困难吗？	是	否

续表

项目	回答	
27. 你早晨起来很快活吗？	是	否
28. 你希望避开聚会吗？	是	否
29. 你做决定很容易吗？	是	否
30. 你的头脑像往常一样清晰吗？	是	否

填写说明：请选择最切合您最近一周以来的感受的答案。正向条目回答"是"计1分，反向条目回答"否"计1分。总分0~10分为正常范围，11~20分为轻度抑郁，21~30分为中重度抑郁。

量表 8　简易精神状态检查（Mini-Mental State Examination, MMSE）

项目	正确	错误
1. 今年是哪一年？	1	5
2. 现在是什么季节？	1	5
3. 今天是几号？	1	5
4. 今天是星期几？	1	5
5. 现在是几月份？	1	5
6. 你能告诉我现在我们在哪里吗？	1	5
7. 你住在什么县(区)？	1	5
8. 你住在什么街道？	1	5
9. 我们现在在几楼？	1	5
10. 这里是什么地方？	1	5

11. 现在我要说三种物品的名称，在我讲完之后，请你复述一遍（请仔细说清楚，每一种物品一秒钟）："皮球""国旗""树木"，请你把这三种物品说一遍（以第一次答案计分）

项目	正确	错误	拒绝回答
皮球	1	5	9
国旗	1	5	9
树木	1	5	9

12. 现在请你从 100 减去 7，然后将所得数字再减去 7，如此一直计算，把每个答案告诉我，指导我说"停"为止（若错了，但下一个答案是对的，只记一次错误）

项目	正确	错误	说不会做	其他原因不做
93	1	5	7	9
86	1	5	7	9
79	1	5	7	9
72	1	5	7	9
65	1	5	7	9

续表

项目	正确	错误	说不会做	其他原因不做
停止	1	5	7	9

13. 现在请你告诉我，刚才我让你记住的三种物品是什么？

项目	正确	错误	说不会做	拒绝回答
皮球	1	5	7	9
国旗	1	5	7	9
树木	1	5	7	9

14. 请问这是什么？（评估者手指手表）

项目	正确	错误	拒绝回答
手表	1	5	9

评估者手指铅笔

项目	正确	错误	拒绝回答
铅笔	1	5	9

15. 现在我说句话，请你清楚地复述一遍，"四十四只石狮子"（只说一遍，咬字清楚计1分）

项目	正确	错误	说不会做	拒绝回答
四十四只石狮子	1	5	7	9

16. 请按照卡片上的要求做（评估者把写有"闭上你的眼睛"的卡片交给被测试者）

项目	有	没有	说不会做	拒绝	文盲
闭眼睛	1	5	7	9	8

17. 请右手拿纸，再用双手把纸张对折，然后把纸张放在大腿上

项目	正确	错误	说不会做	拒绝
右手拿纸	1	5	7	9
纸张对折	1	5	7	9
放在大腿上	1	5	7	9

18. 请你说一句完整的有意义的句子（句子必须有主语、动词）

续表

记录所述句子的全文：	
句子合乎标准	1
句子不合乎标准	5
不会做	7
拒绝	9
19. 按照这张图把它画出来（两个五边形的图案，交叉处形成一个小四边形）	
正确	1
错误	5
说不会做	7
拒绝	9

填写说明：总分值在 27~30 分为正常，<27 分为认知功能障碍，其中 21~26 分为轻度，10~20 分为中度，0~9 分为重度。

量表9　汉密尔顿焦虑量表（HAMA）

序号	项目		无	轻	中	重	极重
1	焦虑心境	是否存在担心、担忧，感到最坏的事情将要发生，容易激惹	0	1	2	3	4
2	紧张	是否存在紧张感、易疲劳、不能放松，易哭、颤抖，感到不安的情绪反应	0	1	2	3	4
3	害怕	是否存在害怕黑暗、陌生人、一人独处、动物、乘车或旅游、公共场合	0	1	2	3	4
4	失眠	是否存在难以入睡、易醒、睡眠浅、多梦、夜惊、醒后感觉疲倦	0	1	2	3	4
5	认知功能	是否存在注意力不能集中、注意力障碍、记忆力差	0	1	2	3	4
6	抑郁心境	是否存在丧失兴趣、抑郁，对以往爱好缺乏快感	0	1	2	3	4
7	躯体性焦虑（肌肉系统）	是否存在肌肉酸痛、活动不灵活、肌肉和肢体抽动、牙齿打战、声音发抖	0	1	2	3	4
8	躯体性焦虑（感觉系统）	是否存在视物模糊、发冷发热、软弱无力感、浑身刺痛	0	1	2	3	4
9	心血管系统症状	是否存在心动过速、心悸、胸痛、血管跳动感、昏倒感、心搏脱漏	0	1	2	3	4
10	呼吸系统症状	是否存在胸闷、窒息感、叹息、呼吸困难	0	1	2	3	4

续表

序号	项目		无	轻	中	重	极重
11	胃肠道症状	是否存在吞咽困难、嗳气、消化不良（进食后腹痛腹胀恶心、胃部饱感）、肠蠕动感、肠鸣、腹泻、体重减轻、便秘	0	1	2	3	4
12	生殖泌尿系统症状	是否存在尿频、尿急、停经、性冷淡、早泄、阳痿	0	1	2	3	4
13	自主神经系统症状	是否存在口干、面色潮红或苍白、易出汗、紧张性头痛、毛发竖起	0	1	2	3	4
14	会谈时行为表现	一般表现：紧张、精神不能松弛、忐忑不安、咬手指、紧握拳、面肌抽动、手发抖、皱眉、表情僵硬、肌张力高、叹息样呼吸、面色苍白；生理表现：吞咽、打呃、安静时心率快、呼吸快、腱反射亢进、震颤、瞳孔放大、眼睑跳动、易出汗、眼球突出（需要结合观察）	0	1	2	3	4

填写说明：0 = 无症状；1 = 轻度；2 = 中等，有肯定的症状，但不影响生活与劳动；3 = 重度，症状重，需要进行处理或影响生活和劳动；4 = 极重，症状极重，严重影响生活。总分 > 29 分提示可能有严重焦虑；> 21 分，提示有明显焦虑；> 14 分，提示有肯定焦虑；≥ 7 分，可能有焦虑；< 7 分，提示没有焦虑。

量表10 焦虑自评量表（SAS）

项目	没有或很少有	少部分时间	相当多时间	绝大部分或全部时间
1.我觉得比平常容易紧张和着急				
2.我无缘无故感到担心害怕				
3.我容易心烦意乱或感到恐慌				
4.我觉得我可能将要发疯				
*5.我感到事事都很顺利,不会有倒霉的事情发生				
6.我的四肢抖动和震颤				
7.我因头痛、颈痛和背痛而烦恼				
8.我感到无力而且容易疲劳				
*9.我感到平静,能安静坐下来				
10.我感到我的心跳很快				
11.我因阵阵眩晕而不舒服				
12.我有阵阵要晕倒的感觉				
*13.我呼吸时进气和出气都不费力				
14.我的手指和脚趾感到麻木和刺激				
15.我因胃痛和消化不良而苦恼				
16.我必须频繁排尿				
*17.我的手总是温暖而干燥				
18.我觉得脸发烧发红				
*19.我容易入睡,晚上休息很好				
20.我做噩梦				

填写说明:SAS采用4级评分,主要评定症状出现的频度,其标准为:"1"表示没有或很少时间有;"2"表示有时有;"3"表示大部分时间有;"4"表示绝大部分或全部时间都有。20个条目中有15项是用负性词陈述

的，按上述1~4顺序评分。其余5项（第5、9、13、17、19）注*号者，是用正性词陈述的，按4~1顺序反向计分。

SAS的主要统计指标为总分。将20个项目的各个得分相加，即得粗分，再用粗分乘以1.25以后取整数部分，就得到标准分。

SAS标准分的分界值为50分，其中50~59分为轻度焦虑，60~69分为中度焦虑，70分以上为重度焦虑。

量表11 状态-特质焦虑问卷(State-Trait Anxiety Inventory,STAI)

项目	完全没有	有些	中等程度	非常明显
*1.我感到心情平静				
*2.我感到安全				
3.我是紧张的				
4.我感到紧张束缚				
*5.我感到安逸				
6.我感到烦乱				
7.我现在正烦恼,感到这种烦恼超过了可能的不幸				
*8.我感到满意				
9.我感到害怕				
10.我感到舒适				
*11.我有自信心				
12.我觉得神经过敏				
13.我极度紧张不安				
14.我优柔寡断				
*15.我是轻松的				
*16.我感到心满意足				
17.我是烦乱的				
18.我感到慌乱				
*19.我感觉镇定				
*20.我感到愉快				
*21.我感到愉快				
22.我感到神经过敏和不安				
*23.我感到自我满足				
*24.我希望能像别人那样高兴				
25.我感到我像衰竭一样				

续表

项目	完全没有	有些	中等程度	非常明显
*26.我感到很宁静				
*27.我是平静的、冷静的和泰然自若的				
28.我感到困难堆积起来，因此无法克服				
29.我过分忧虑一些事情，实际这些事无关紧要				
*30.我是高兴的				
31.我的思想处于混乱状态				
32.我缺乏自信心				
*33.我感到安全				
*34.我容易做出决断				
35.我感到不合适				
*36.我是满足的				
37.一些不重要的思想总缠绕着我，并打扰我				
38.我产生的沮丧是如此剧烈，以致我不能从思想中排出它们				
*39.我是一个镇定的人				
40.当我考虑目前的事情和利益时，我就陷入紧张状态				

填写说明：由受试者根据自己的体验选择最合适的分值，为 1～4 级评分，带*的题目均为反向计分，1～20 项为状态焦虑量表，21～40 项为特质焦虑量表，分别计算状态焦虑量表和特质焦虑量表的累加分，最小值 20 分，最大值 80 分。在回答中没有对错之分，不要对任何一个陈述花太多时间去思考，但给出的回答应是平常所感觉到的。

量表 12　贝克焦虑量表（Beck Anxiety Inventory, BAI）

项目	无	轻度	中度	重度
1. 麻木或刺痛	1	2	3	4
2. 感到发热	1	2	3	4
3. 腿部颤抖	1	2	3	4
4. 不能放松	1	2	3	4
5. 害怕发生不好的事情	1	2	3	4
6. 头晕	1	2	3	4
7. 心悸或心率加快	1	2	3	4
8. 心神不定	1	2	3	4
9. 惊吓	1	2	3	4
10. 紧张	1	2	3	4
11. 窒息感	1	2	3	4
12. 手发抖	1	2	3	4
13. 摇晃	1	2	3	4
14. 害怕失控	1	2	3	4
15. 呼吸困难	1	2	3	4
16. 害怕快要死去	1	2	3	4
17. 恐慌	1	2	3	4
18. 消化不良或腹部不适	1	2	3	4
19. 昏厥	1	2	3	4
20. 脸发红	1	2	3	4
21. 出汗（不是因为暑热）	1	2	3	4

填写说明：评定时间范围应是"现在"或"一周内"，采用 4 级评分方法。轻度表示无多大烦扰；中度表示感到不适，但尚能忍受；重度表示只能勉强忍受。受试者对 21 个项目进行自评，各项目的分数相加得到粗分，使用公式 Yint = round（1.19x），将粗分转为标准分，其中 x 是粗分，得分 22～35 分之间表明轻度焦虑，36～49 分之间表明中度焦虑，50 分以上表明重度焦虑。在临床通常将得分达到或超过 45 分作为判断焦虑阳性的临界值。

量表13 简短形式的老年焦虑量表（Geriatric Anxiety Scale-10）

项目	完全没有	有时	大多数时间	全部时间
1. 我很容易生气	0	1	2	3
2. 我感觉与别人疏远或孤立	0	1	2	3
3. 我感觉像是在梦游	0	1	2	3
4. 我很难坐得住	0	1	2	3
5. 我无法控制自己的担忧	0	1	2	3
6. 我感到不安、紧张或焦虑	0	1	2	3
7. 我感到疲倦	0	1	2	3
8. 我的肌肉很紧张	0	1	2	3
9. 我感觉对自己的生活失去了控制	0	1	2	3
10. 我感觉可怕的事情即将发生在我身上	0	1	2	3

填写说明：受试者仔细阅读列表中的每一项，指出过去一周（包括今天）经历每种症状的频率。得分越高，焦虑程度越严重。

量表14 汉密尔顿抑郁量表（HAMD）

序号	项目	评分标准	无	轻	中	重	极重
1	抑郁情绪	0. 未出现； 1. 只在问到时才诉述； 2. 在访谈中自发地描述； 3. 不用言语也可以从表情、姿势、声音或欲哭中流露出这种情绪； 4. 病人的自发言语和非语言表达（表情、动作）几乎完全表现为这种情绪	0	1	2	3	4
2	有罪感	0. 未出现； 1. 责备自己，感到自己已连累他人； 2. 认为自己犯了罪，或反复思考以往的过失和错误； 3. 认为疾病是对自己错误的惩罚，或有罪恶妄想； 4. 罪恶妄想伴有指责或威胁性幻想	0	1	2	3	4
3	自杀	0. 未出现； 1. 觉得活着没有意义； 2. 希望自己已经死去，或常想与死亡有关的事； 3. 消极观念，如自杀念头； 4. 有严重自杀行为	0	1	2	3	4
4	入睡困难	0. 入睡无困难； 1. 主诉入睡困难，上床半小时后仍不能入睡（要注意平时病人入睡的时间）； 2. 主诉每晚均有入睡困难	0	1	2	-	-

续表

序号	项目	评分标准	无	轻	中	重	极重
5	睡眠不深	0. 未出现； 1. 睡眠浅多噩梦； 2. 半夜（晚12点钟以前）曾醒来（不包括上厕所）	0	1	2	-	-
6	早醒	0. 未出现； 1. 有早醒，比平时早醒1小时，但能重新入睡； 2. 早醒后无法重新入睡	0	1	2	-	-
7	工作和兴趣	0. 未出现； 1. 提问时才诉说； 2. 自发地直接或间接表达对活动、工作或学习失去兴趣，如感到没精打采，犹豫不决，不能坚持或需强迫自己去工作或劳动； 3. 病室劳动或娱乐不满3小时； 4. 因疾病而停止工作，住院患者不参加任何活动或者没有他人帮助便不能完成病室日常事务	0	1	2	3	4
8	迟缓	0. 思维和语言正常； 1. 精神检查中发现轻度迟缓； 2. 精神检查中发现明显迟缓； 3. 精神检查进行困难； 4. 完全不能回答问题（木僵）	0	1	2	3	4

续表

序号	项目	评分标准	无	轻	中	重	极重
9	激越	0. 未出现异常； 1. 检查时有些心神不定； 2. 明显心神不定或小动作多； 3. 不能静坐，检查中曾起立； 4. 搓手，咬手指、头发、嘴唇	0	1	2	3	4
10	精神焦虑	0. 无异常； 1. 问及时诉说； 2. 自发地表达； 3. 表情和言谈流露出明显忧虑； 4. 明显惊恐	0	1	2	3	4
11	躯体性焦虑	指焦虑的生理症状，包括口干、腹胀、腹泻、打呃、腹绞痛、心悸、头痛、过度换气和叹息，以及尿频和出汗等。 0. 未出现； 1. 轻度； 2. 中度，有肯定的上述症状； 3. 重度，上述症状严重，影响生活或需要处理； 4. 严重影响生活和活动	0	1	2	3	4
12	胃肠道症状	0. 未出现； 1. 食欲减退，但不需他人鼓励便自行进食； 2. 进食需他人催促或请求和需要服用泻药或助消化药	0	1	2	-	-

续表

序号	项目	评分标准	无	轻	中	重	极重
13	全身症状	0. 未出现； 1. 四肢、背部或颈部沉重感，背痛、头痛、肌肉疼痛、全身乏力或疲倦； 2. 症状明显	0	1	2	-	-
14	性症状	指性欲减退、月经紊乱等。 0. 无异常； 1. 轻度； 2. 重度； 不能肯定，或该项对被评者不适合（不计入总分）	0	1	2	-	-
15	疑病	0. 未出现； 1. 对身体过分关注； 2. 反复考虑健康问题； 3. 有疑病妄想，并常因疑病而去就诊； 4. 伴幻觉的疑病妄想	0	1	2	3	4
16	体重减轻	按 A 或 B 评定： A. 按病史评定 0. 不减轻； 1. 患者述可能有体重减轻； 2. 肯定体重减轻； B. 按体重记录评定 0. 一周内体重减轻 0.5 kg 以内； 1. 一周内体重减轻超过 0.5 kg； 2. 一周内体重减轻超过 1 kg	0	1	2	-	-

续表

序号	项目	评分标准	无	轻	中	重	极重
17	自知力	0. 知道自己有病，表现为忧郁； 1. 知道自己有病，但归咎伙食太差、环境问题、工作过忙、病毒感染或需要休息； 2. 完全否认有病	0	1	2	-	-
	总分						

填写说明：总分超过 24 分可能为严重抑郁；总分超过 17 分，可能为轻或中度抑郁；总分小于 7 分则无抑郁。

量表 15　贝克抑郁自评量表（Beck Depression Inventory，BDI）

题目	内容	分值
一	我不感到悲伤	0
	我感到悲伤	1
	我始终悲伤，不能自制	2
	我太悲伤或不愉快，不堪忍受	3
二	我对将来并不失望	0
	对未来我感到心灰意冷	1
	我感到前景黯淡	2
	我觉得将来毫无希望，无法改善	3
三	我没有感到失败	0
	我觉得比一般人失败要多些	1
	回首往事，我能看到的是很多次失败	2
	我觉得我是一个完全失败的人	3
四	我从各种事件中得到很多满足	0
	我不能从各种事件中感受到乐趣	1
	我不能从各种事件中得到真正的满足	2
	我对一切事情不满意或感到枯燥无味	3
五	我不感到有罪过	0
	我在相当的时间里感到有罪过	1
	我在大部分时间里觉得有罪	2
	我在任何时候都觉得有罪	3
六	我没有觉得受到惩罚	0
	我觉得可能会受到惩罚	1
	我预料将受到惩罚	2
	我觉得正受到惩罚	3
七	我对自己并不失望	0
	我对自己感到失望	1
	我讨厌自己	2

续表

题目	内容	分值
七	我恨自己	3
八	我觉得并不比其他人更不好	0
	我要批判自己的弱点和错误	1
八	我在所有的时间里都责备自己的错误	2
	我责备自己把所有的事情都弄坏了	3
九	我没有任何想弄死自己的想法	0
	我有自杀想法,但我不会去做	1
	我想自杀	2
	如果有机会我就自杀	3
十	我哭泣与往常一样	0
	我比往常哭得多	1
	我一直要哭	2
	我过去能哭,但要哭也哭不出来	3
十一	和过去相比,我生气并不更多	0
	我比往常更容易生气发火	1
	我觉得所有的时间都容易生气	2
	过去使我生气的事,一点也不能使我生气了	3
十二	我对其他人没有失去兴趣	0
	和过去相比,我对别人的兴趣减少了	1
	我对别人的兴趣大部分失去了	2
	我对别人的兴趣已全部丧失了	3
十三	我作出决定没什么困难	0
	我推迟作出决定比过去多了	1
	我作决定比以前困难得多	2
	我再也不能作出决定了	3
十四	觉得我的外表看上去并不比过去更差	0
	我担心自己看上去显得老了,没有吸引力	1

续表

题目	内容	分值
十四	我觉得我的外貌有些变化，使我难看了	2
	我相信我看起来很丑陋	3
十五	我工作和以前一样好	0
十五	要着手做事，我需额外花些力气	1
	无论做什么我必须努力催促自己才行	2
	我什么工作也不能做了	3
十六	我睡觉与往常一样好	0
	我睡眠不如过去好。	1
	我比往常早醒1~2h，难以再睡	2
	我比往常早醒几个小时，不能再睡	3
十七	我并不感到比往常更疲乏	0
	我比过去更容易感到疲乏无力	1
	几乎不管做什么，我都感到疲乏无力	2
	我太疲乏无力，不能做任何事情	3
十八	我的食欲和往常一样	0
	我的食欲不如过去好	1
	我的食欲差得多了	2
	我一点也没有食欲了	3
十九	最近我的体重并无很大减轻	0
	我的体重下降 2.27 kg 以上	1
	我的体重下降 5.54 kg 以上	2
	我的体重下降 7.81 kg 以上	3
二十	我对健康状况并不比往常更担心	0
	我担心身体上的问题，如疼痛、胃不适或便秘	1
	我很担心身体问题，想别的事情很难	2
	我对身体问题如此担忧，以致不能想其他任何事情	3

续表

题目	内容	分值
二十一	我没有发现自己对性的兴趣最近有什么变化	0
	我对性的兴趣比过去降低了	1
	我对性的兴趣大大下降	2
	我对性的兴趣已经完全丧失	3

填写说明：总分 10 分，表明很健康、无抑郁；总分 10~15 分，表明有轻度情绪不良，要注意调节；总分大于 15 分，表明已有抑郁，要去看心理医生了；总分大于 25 分，表明抑郁已经比较严重了，必须看心理医生。

量表16 抑郁自评量表（SDS）

项目	偶有	有时	经常	持续
1.我觉得闷闷不乐，情绪低沉	1	2	3	4
*2.我觉得一天之中早晨最好	4	3	2	1
3.我一阵阵地哭出来或想哭	1	2	3	4
4.我晚上睡眠不好	1	2	3	4
*5.我吃得跟平常一样多	4	3	2	1
*6.我与异性密切接触时和以往一样感到愉快	4	3	2	1
7.我发觉我的体重在下降	1	2	3	4
8.我有便秘的苦恼	1	2	3	4
9.我心跳比平时快	1	2	3	4
10.我无缘无故地感到疲乏	1	2	3	4
*11.我的头脑跟平时一样清楚	4	3	2	1
*12.我觉得经常做的事情并没有困难	4	3	2	1
13.我觉得不安而平静不下来	1	2	3	4
*14.我对将来抱有希望	4	3	2	1
15.我比平常容易生气激动	1	2	3	4
*16.我觉得作出决定是容易的	4	3	2	1
*17.我觉得自己是个有用的人，有人需要我	4	3	2	1
*18.我的生活过得很有意思	4	3	2	1
19.我认为我死了别人会生活得更好	1	2	3	4
*20.平常感兴趣的事我仍然照样感兴趣	4	3	2	1

填写说明：该表适用于具有抑郁症状的成年人，但对具有严重迟缓症状的抑郁则难于评定。此外抑郁自评量表对于文化程度较低或智力水平稍差的人的评定效果不佳。在自评者评定以前，一定要让受测者把整个量表

的填写方法及每条问题的含义都弄明白，然后作出独立的、不受任何人影响的自我评定。若为正向评分题，依次评为1、2、3、4分；反向评分题则评为4、3、2、1。待评定结束后，把20个项目中的各项分数相加，即得总粗分，然后将粗分乘以1.25以后取整数部分，就得标准分。按照中国常模结果，分界值为53分，53~62分为轻度抑郁，63~72分为中度抑郁，73分为重度抑郁。

量表 17　患者健康问卷抑郁量表（PHQ-9）

序号	问题	没有	有几天	一半以上时间	几乎每天
1	做事有时提不起劲或没有兴趣	0	1	2	3
2	感到心情低落、沮丧或绝望	0	1	2	3
3	入睡困难、睡不安稳或睡眠过多	0	1	2	3
4	感觉疲倦或没有活力	0	1	2	3
5	食欲不振或吃太多	0	1	2	3
6	觉得自己很糟，或觉得自己很失败，或让自己、家人失望	0	1	2	3
7	对事物专注有困难，例如阅读报纸或看电视不能集中注意力	0	1	2	3
8	动作或说话速度缓慢到别人已经察觉，或正好相反，烦躁、坐立不安、动来动去的情况更胜于平常	0	1	2	3
9	有不如死掉或用某种方式伤害自己的念头	0	1	2	3

填写说明：在过去的两周里，生活中以上症状出现的频率。判定结果0~4分没有抑郁，5~9分可能有轻度抑郁，10~14分可能有中度抑郁，15~19分可能有中重度抑郁，20~27分可能有重度抑郁。

量表18 流调中心用抑郁量表（Center for Epidemiologic Studies Depression Scale, CES-D）

项目	偶尔或无	有时	时常或一般时间	多数时间或持续
1. 我因一些小事而烦恼	0	1	2	3
2. 我不想吃东西，我胃口不好	0	1	2	3
3. 即使家人和朋友想帮助我，我仍然无法摆脱心中苦闷	0	1	2	3
4. 我觉得和一般人一样好	0	1	2	3
5. 我在做事时无法集中自己注意力	0	1	2	3
6. 我感到情绪低落，意志消沉	0	1	2	3
7. 我感到做任何事都很费力	0	1	2	3
8. 我感到前途是有希望的	0	1	2	3
9. 我觉得我的生活是失败的	0	1	2	3
10. 我感到害怕	0	1	2	3
11. 我的睡眠不好	0	1	2	3
12. 我感到高兴	0	1	2	3
13. 我比平时说话要少	0	1	2	3
14. 我感到孤独	0	1	2	3
15. 我觉得人们对我不太友好	0	1	2	3
16. 我觉得生活很有意义	0	1	2	3
17. 我会哭泣	0	1	2	3
18. 我感到忧愁	0	1	2	3
19. 我感到人们不喜欢我	0	1	2	3
20. 我觉得我无法继续我的日常工作	0	1	2	3

填写说明：要求受试者正确选择最近一周出现上述感受的频率，偶尔或无（少于1天）计0分，有时（1~2天）计1分，时常或一般时间（3~4天）计2分，多数时间或持续（5~7天）计3分。总分≤15分无抑郁症状，16~19分可能有抑郁症状，≥20分肯定有抑郁症状。

量表 19　家庭功能评估表（APGAR）

项目	经常	有时	很少
1. 当我遇到困难时，可以从家人处得到满意的帮助	2	1	0
2. 我很满意家人与我讨论各种事情以及分担问题的方式	2	1	0
3. 当我希望从事新的活动或发展时，家人能接受并给予支持	2	1	0
4. 我很满意家人对我表达情感时的方式以及对我愤怒、悲伤等情绪的反应	2	1	0
5. 我很满意家人与我共度美好时光的	2	1	0

说明：总分在 7~10 分为家庭功能无障碍，4~6 分为家庭功能中度障碍，0~3 分为家庭功能重度不足。

量表20 Procidano和Heller的家庭支持量表

项目	是	否
1. 我的家人给予我所需要的精神支持	1	0
2. 遇到棘手的事情时,我的家人帮我出主意	1	0
3. 我的家人愿意倾听我的想法	1	0
4. 我的家人给予我情感支持	1	0
5. 我与我的家人能开诚布公地交谈	1	0
6. 我的家人分享我的爱好与兴趣	1	0
7. 我的家人能时时察觉到我的需求	1	0
8. 我的家人善于帮助我解决问题	1	0
9. 我与家人感情深厚	1	0

填写说明：总分越高，家庭支持越高。

参考文献

[1] 化前珍. 老年护理学[M]. 4版. 北京：人民卫生出版社，2017.

[2] 王海霞. 老年护理学[M]. 2版. 上海：同济大学出版社，2012.

[3] 刘福青. 老年护理[M]. 北京：高等教育出版社，2007.

[4] 张蕴，杜卫京. 老年护理学[M]. 北京：清华大学出版社，2007.

[5] 孙建萍. 老年护理[M]. 3版. 北京：人民卫生出版社，2014.

[6] 陈立典. 传统康复方法学[M]. 2版. 北京：人民卫生出版社，2013.

[7] 陈立典. 康复护理学[M]. 北京：中国中医药出版社，2012.

[8] 燕铁斌. 康复护理学[M]. 3版. 北京：人民卫生出版社，2012.

[9] 尤黎明，吴瑛. 内科护理学[M]. 6版. 北京：人民卫生出版社，2017.

[10] 吴建生. 标准化病人教学方法与技术[M]. 四川：四川科学技术出版社，2018.

[11] 董卫国. 客观结构化临床考试与标准化病人[M]. 北京：人民卫生出版社，2012.

[12] 绳宇，潘慧. 标准化病人培训实用教程[M]. 北京：科学出版社，2017.

[13] 井然，杨天伦，张国刚，等. 虚拟病例与标准化患者结合在内科学教学中的应用研究[J]. 中国现代医学杂志，2015，25(3)：109-112.

[14] 孙志岭，徐桂华，王丹文，等. 标准化患者与高仿真模拟人对护生护理评估能力培养的比较研究[J]. 重庆医学，2014，43(34)：4699-4701.

[15] 黄丽，邵芙蓉，程婧，等. 简易标准化患者教学在人际沟通课程中的应用效果[J]. 重庆医学，2013，42(9)：1077-1078.

[16] 曾琴，张绍蓉，胡正委，等. 应用德尔菲法评价医患冲突场景中标

准化患者的培训脚本和考核标准[J]. 解放军护理杂志, 2013, 30(5): 1-4.

[17] 王红阳, 李琳, 戈艳蕾, 等. 标准化患者在《内科学》临床教学中的应用[J]. 重庆医学, 2012, 41(2): 205-206.

[18] 胡宏伟, 张开然, 胡鑫怡, 等. 中国老年人口失能失智轨迹联合研究——兼论长期护理保险评估政策的优化[J]. 中国人口科学, 2024, 38(4): 83-99.

[19] 张颖, 罗宝萍, 李俊娟, 等.医养结合背景下老年护理队伍的培养策略[J/OL].中国医学伦理学, 1-8[2025-01-08].http://kns.cnki.net/kcms/detail/61.1203.R.20240724.1459.004.html.

[20] 吴亚丽. 舒适护理在老年慢性阻塞性肺气肿护理中的应用价值[J]. 中国防痨杂志, 2024, 46(S1): 289-291.

[21] 何敏. 长期护理保险对老年家庭财富不平等的影响[J]. 经济与管理, 2024, 38(4): 84-93.

[22] 苗芳艳. 老年护理机器人的关怀能力及其边界[J]. 医学与哲学, 2024, 45(6): 31-36.

[23] 廖露露, 何笑笑, 龙环, 等. 养老护理员优质老年照护行为形成要素及影响因素的质性研究[J]. 护理学杂志, 2024, 39(11): 101-104+113.

[24] 蒲可心, 张红, 宋洁, 等. 智慧护理在老年护理中应用的研究进展[J]. 护理研究, 2023, 37(21): 3899-3902.

[25] 赵艳丽, 杜桂芹, 刘艳芳, 等. 六字诀呼吸操康复训练对老年支气管哮喘缓解期患者肺功能、哮喘控制效果、睡眠质量的影响[J]. 哈尔滨医药, 2024, 44(4): 134-136.

[26] 孙可, 孙超, 郝金娟, 等. 我国不同场所老年人失能状况的差异化分析: 基于23922例老年人的调查研究[J]. 中国全科医学, 2024, 27(7): 886-892.